食事療法はじめの一歩シリーズ

狭心症、心筋梗塞から心不全まで

弱った心臓を守る安心ごはん

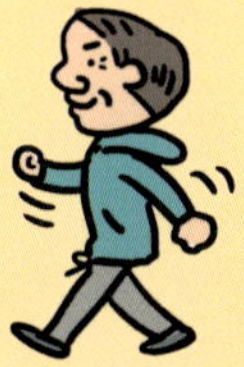

女子栄養大学出版部

この本は、こんな人におすすめです

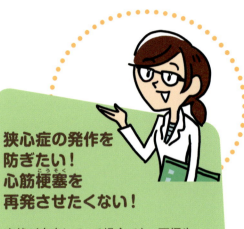

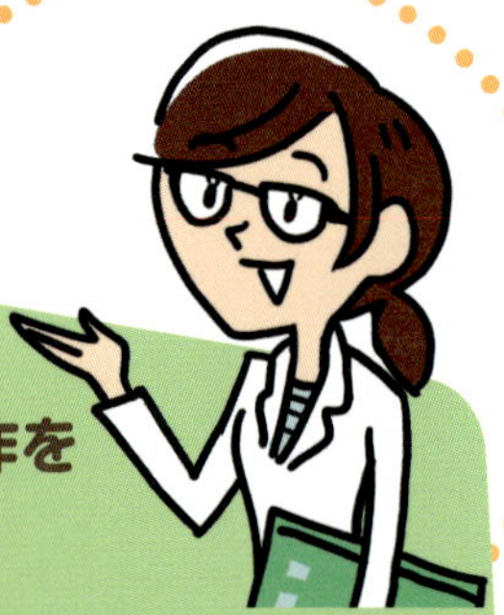

狭心症の発作を防ぎたい！心筋梗塞《こうそく》を再発させたくない！

症状が安定している場合でも、不摂生をしたり治療を怠ったりすれば、命の危険を招く恐れもあります。発作をくり返さないためには、食事をはじめとする生活習慣の改善が欠かせません。

医師から心臓が弱っていると指摘されて不安…

心臓の機能は、年齢とともにゆるやかに低下していきます。そこに心臓の病気や生活習慣病が加わることで、心臓はさらに弱っていくのです。病気の進行を食い止めることが、心臓を守ることにつながります。

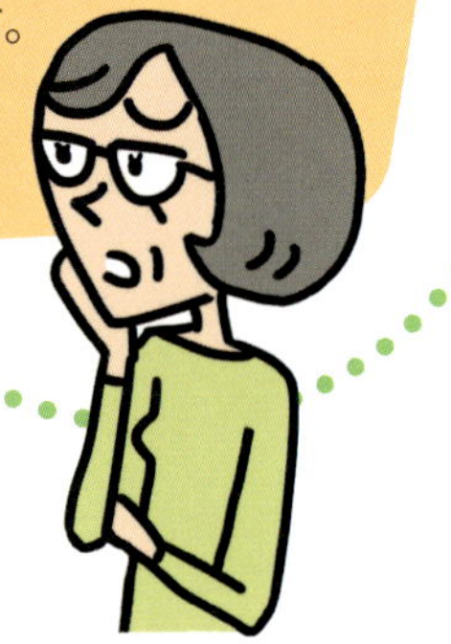

早期治療と食事改善で心臓を守りましょう

心臓は、心臓に血液を送り込むための血管（冠動脈）、心臓を動かすための刺激を伝える伝導路（刺激伝導系）、実際に収縮したり拡張したりして働く筋肉（心筋）、心臓の中を一方向に血液を円滑に流すための弁、そして、心臓をとり巻く心膜から構成されています。これらのどの部分に障害が起きても、心臓は〝弱って〟しまいます。この心臓が弱った状態が〝心不全〟です。「心臓が悪いために、息切れやむくみが起こり、だんだん悪くなり、生命を縮める病気」と定義されています。

心不全は、将来心不全を起こすリスクである生活習慣病や何らかの心臓の病気を有する場合、心臓の働きに関する適切な検査や治療を受けていないと、気がつかない間に進行していきます。日本では成人の約3割が高血圧、約2割が糖尿病かその予備軍といわれています。このような生活習慣病はすでに心不全の始まりの第一歩です。あなたの心臓はだいじょうぶですか？

このような〝隠れ心不全〟を放置し

**最近、息切れしやすい。
年齢のせいだと
思っているけれど…**

息切れやむくみといった症状は、心臓が悪くなり始めているサインかもしれません。この本では、見逃しやすい心臓からのSOSについても解説しています。心当たりがあれば早期に受診してください。

**心臓の病気と食事って、
関係あるの？
何を食べたらいいの？**

心臓は全身を動かすエンジンのようなもの。その心臓をいたわるためには、全身の栄養状態を良好に保つことがたいせつです。この本を参考に、バランスよくきちんと食べることを意識しましょう。

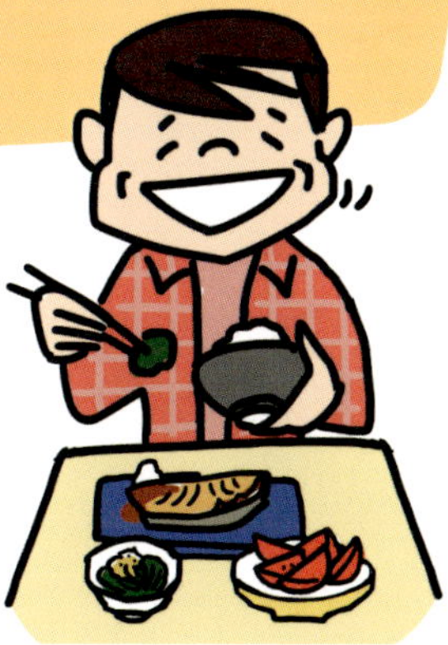

**「心不全」が
増えていると聞いたけど、
それってどんな病気？**

心不全とは、「心臓が悪いために、息切れやむくみが起こり、だんだん悪くなり、生命を縮める病気」です。心不全は早めの対応がものをいいます。生活習慣に気をつけて、適切な治療を継続し、進行を食い止めましょう。

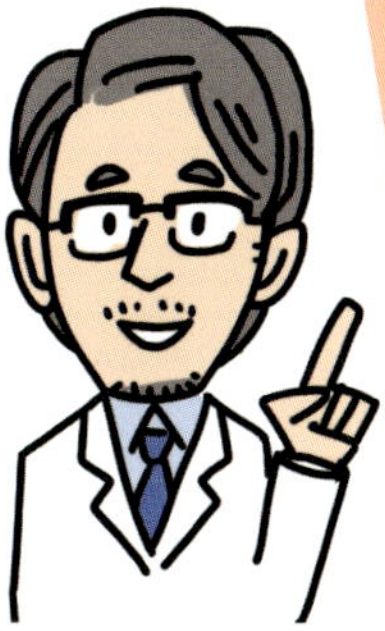

ておくと、進行して〝息切れ〟や〝むくみ〟といった症状が出てきます。これらの症状が出始めたら、できるだけ早く治療を受け、症状を改善させることが必要です。可能であれば、生活習慣病のあるかたや心筋梗塞などの心臓の病気を患ったことのあるかたは、症状が出る前に、ぜひ、かかりつけ医に心臓はだいじょうぶかどうかを確認してもらってください。万が一、医師から「心臓が弱っていますよ」といわれた場合は、その原因をしっかりと調べてもらい、適切な治療を受けてください。

そして、何よりもたいせつなことは、日常生活における適切な食事と適切な運動です。本書は、心臓が気になるかたが心臓の病気について知り、日ごろの食生活をどのように送ったらよいかについて理解し、それを実践するための本です。本書を参考に一人でも多くのかたに、いつまでも〝心臓が気にならない〟生活を送っていただけることを願っています。

かわぐち心臓呼吸器病院
内科統括部長・循環器内科部長
副院長　佐藤 直樹

contents

PART 3

本書の使い方

レシピについて

献立１食分のエネルギーと塩分を表示。

料理ごとの１人分のエネルギーと塩分を表示。

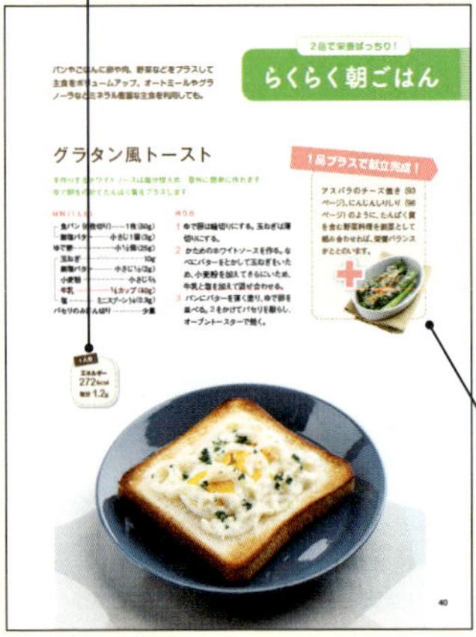

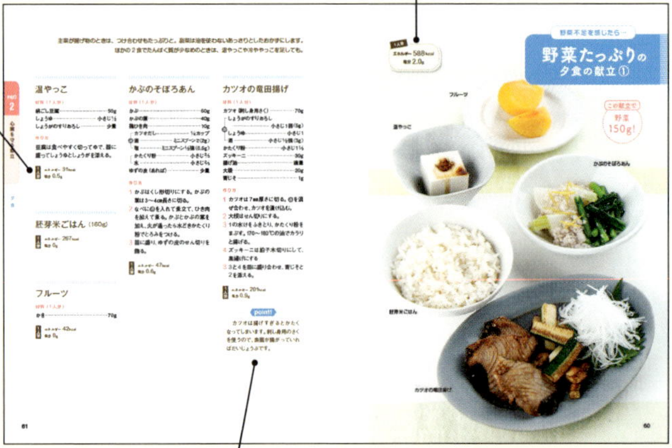

料理のポイントや、献立の組み合わせ方の例などを紹介しています。

- 食品（肉、魚介、野菜、くだものなど）の重量は、特に表記がない場合は、すべて正味重量です。正味重量とは、皮、骨、殻、芯、種など、食べない部分を除いた、実際に口に入る重量のことです。
- 材料の計量は、標準計量カップ・スプーンを使用しました。1カップ＝200mℓ、大さじ1＝15mℓ、小さじ1＝5mℓ、ミニスプーン※1＝1mℓ、が基準です。
- フライパンはフッ素樹脂加工のものを使用しました。
- 調味料は特に表記のない場合は、塩＝精製塩（食塩 小さじ1＝6g ミニスプーン1＝1.2g）、砂糖＝上白糖（小さじ1＝3g）、酢＝穀物酢（小さじ1＝5g）、しょうゆ＝濃い口しょうゆ（小さじ1＝6g）、みそ＝淡色辛みそや赤色辛みそ（小さじ1＝6g）を使っています。
- 電子レンジは、600Wのものを使用しました。お使いの電子レンジのW数がこれより小さい場合は加熱時間を長めに、大きい場合は短めにしてください。
- だしは削りガツオやこんぶなどでとったものです。顆粒だしは市販の顆粒だしを用いています。塩分が多めのため、量を控えめに使用しています。

※ミニスプーン（1mℓ）は、少量の調味料などを計ることができるので便利。　お問い合わせ／女子栄養大学代理部（TEL 03-3949-9371）

そのほかの表記について

材料

材料は、「1人分」を基本に表示していますが、作りやすい分量として、「2人分」などで表示しているレシピもあります。この場合、でき上がりを人数分に等分した1人分の量を召し上がってください。

エネルギーとカロリー

エネルギーの量を表す単位がカロリー（cal）。1ℓの水を1℃上げるのに必要なエネルギー量が1kcalです。本書では、基本的にカロリー表記ではなく、「エネルギー」「エネルギー量」と表記しています。

塩分とは

「塩分」とは、食塩相当量のこと。本書でも「塩分量」として表記されている重量は、食塩相当量（g）です。これは、食品に含まれるナトリウム量（mg）を合算した値に2.54を掛けて1000で割ったもの。たとえばナトリウム量2200mgの食品の場合は、2200×2.54÷1000≒5.6gとなります。

PART
1

心臓の病気の基礎知識

一言で「心臓が弱っている」といっても、その原因や心臓の状態はさまざま。
まずは心臓の働きやしくみ、病気の種類を知り、
自分の心臓がどんな状態なのかを把握しましょう。
心臓の病気は、早めに対応することが何よりもたいせつです。
見逃されがちな病気のサイン、
生活で気をつけるべきポイントも解説します。

知っておきたい

心臓が弱るってどういうこと？

肺で酸素をとり込んだ血液を全身へ！

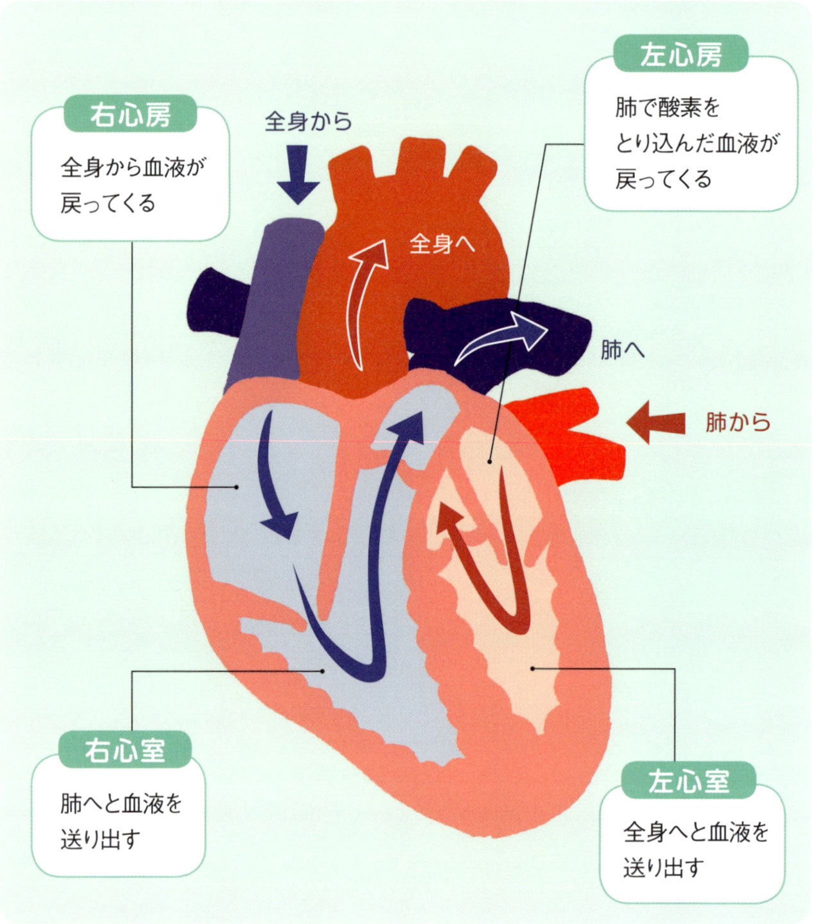
右心房
全身から血液が
戻ってくる
全身から
全身へ
左心房
肺で酸素を
とり込んだ血液が
戻ってくる
肺へ
肺から
右心室
肺へと血液を
送り出す
左心室
全身へと血液を
送り出す

休みなく全身に血液を送るエンジン

人間の体が機能するためには、血液を通じて、全身に充分な酸素と栄養を行きわたらせることが必要です。その血液を全身へと送り出すポンプの役割をしているのが、心臓という臓器です。心臓は、車でいえばエンジンのようなもの。人間が生きている間、休むことなく動いています。

心臓は、右心房、右心室、左心房、左心室という4つの部屋からなります。全身から戻った血液は右心房に入り、右心室から肺へと送られます。そして、肺で酸素をとり込んだあと、血液は左心房に入り、左心室から全身へと送り出されます。

血液を受けとるとき心臓は拡張し、逆に血液を送り出すときには収縮しま

心臓はさまざまな「パーツ」が連動して機能する

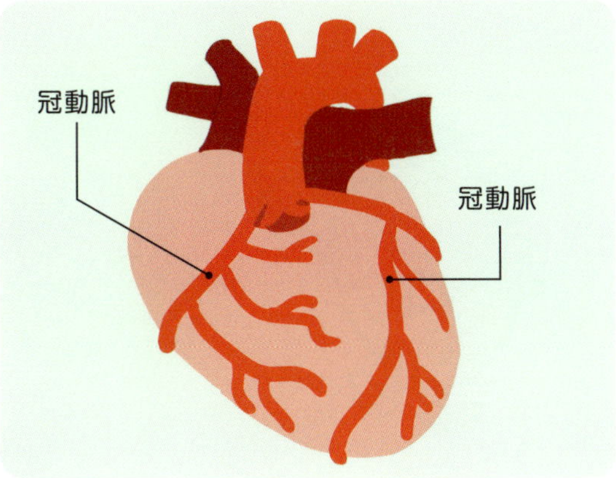
冠動脈
冠動脈

心臓の血管

心臓は、全身に血液を送る働きをしていますが、心臓自身が機能するためにも、もちろん血液が必要。心臓の筋肉（心筋）に血液を送る血管を「冠動脈」といいます。

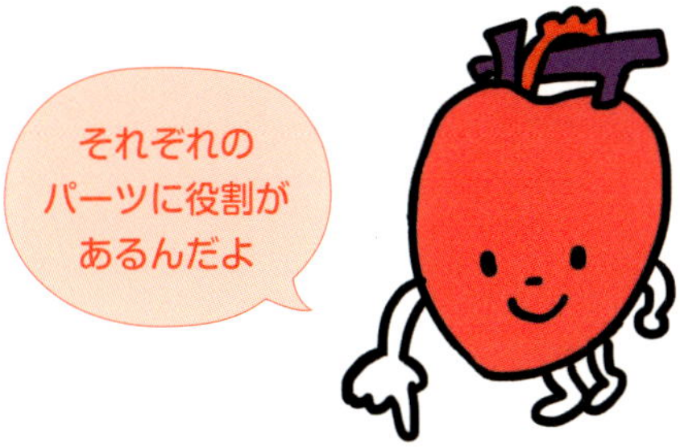
それぞれの
パーツに役割が
あるんだよ

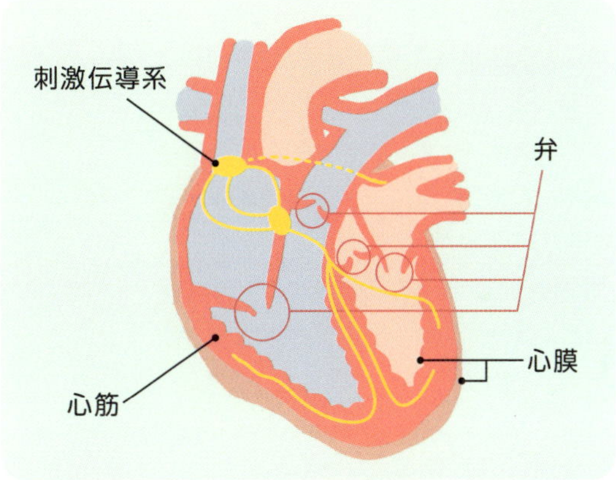
刺激伝導系
弁
心膜
心筋

そのほかの心臓の「パーツ」

心臓の壁は「心筋」という特殊な筋肉でできています。ほかに、心臓の各部屋の間にあって血液の流れる方向を決める「弁」、心臓を包む「膜」、心臓が動くリズムをつかさどる「刺激伝導系」といったパーツから構成されています。

す。拡張と収縮を絶え間なくくり返すことで、全身の血液を循環させているのです。

心臓のどのパーツに障害が起きても、心不全になる

心臓は、心筋と呼ばれる筋肉、そこに酸素や栄養を運ぶための血管、心臓の内側や外側をおおう膜、血液の流れる方向を決める弁、心臓が動くリズムをつかさどる刺激伝導系からなり、これらの「パーツ」が連動して機能しています。

これらのどのパーツに障害が起きても、心臓の働きは低下します。病気の原因がどのパーツの不具合によるものかで大まかに分類すると、心臓の病気について理解しやすいでしょう（10～11ページ）。

心臓の病気は、軽度のうちは気づかないことも多くあります。しかし、ほうっておけば心臓の機能は低下し、さまざまな症状が出てきます。これがいわゆる「心不全」という状態です。

「パーツ」別に見る心臓の病気

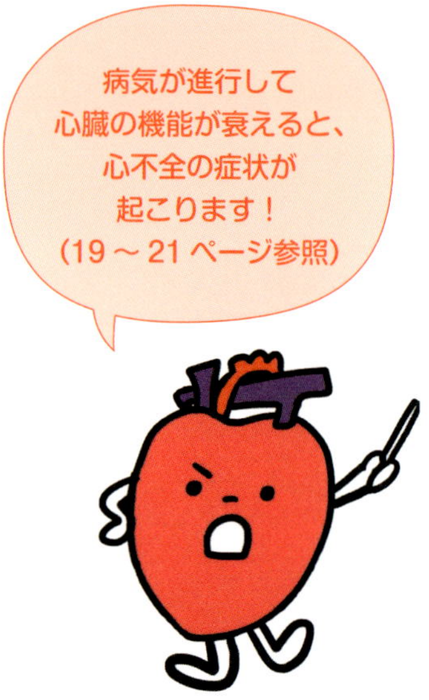
病気が進行して
心臓の機能が衰えると、
心不全の症状が
起こります！
(19～21ページ参照)

心臓の血管の病気

― 冠動脈疾患
(狭心症、心筋梗塞《こうそく》など)

心臓が働くために必要な血液を心筋に送る血管が「冠動脈」。この冠動脈が狭まって流れが悪くなったり、詰まって流れが止まったりして起こる病気です。心筋の血流が不足して、胸が苦しくなる発作が起きます。

→ くわしくは12～13ページも参照

心臓の弁の病気

― 弁膜症
(大動脈弁狭窄《きょうさく》、僧帽弁閉鎖不全など)

心臓の弁（弁膜）に異常が起きる病気です。弁が開きづらくなり血流が悪くなる狭窄症や、正常に閉じなくなって血液が逆流する閉鎖不全症があります。

生活改善と薬物治療が基本ですが、重症になれば、弁の成形や人工弁への置き換えといった手術を行ないます。

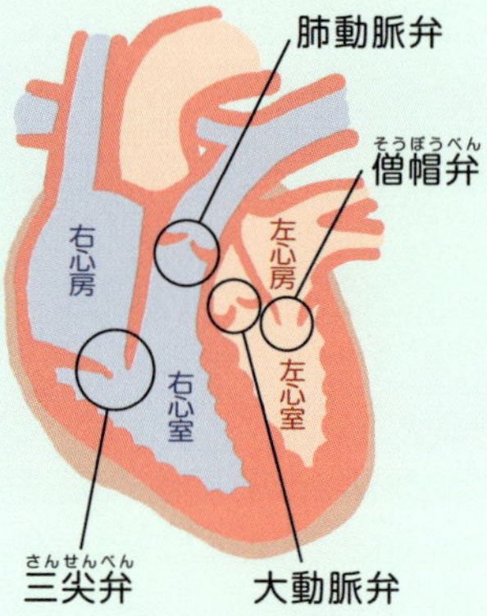
肺動脈弁
僧帽弁《そうぼうべん》
左心房
右心房
左心室
右心室
三尖弁《さんせんべん》
大動脈弁

どの病気の場合も、早めに受診・治療を

心臓の病気にはさまざまなものがあります。異常をきたしているパーツによって病気の種類は違いますが、どの病気も心不全の原因となります。できるだけ早めに受診して、適切な治療を開始してください。

初期は自覚症状がない場合も多いですが、弁膜症、不整脈、心筋症では動《どう》悸《き》や脈の乱れを感じたり、心膜炎では発熱、のどの痛み、咳といったかぜのような症状が出たりします。狭心症や心筋梗塞《こうそく》などの冠動脈疾患は、胸の痛みが特徴的です（くわしくは12ページ）。

最初に受診した時点では軽度で特に治療の必要がない状態だったとしても、定期的な受診を欠かさず、心臓をいたわる生活習慣を心がけましょう。

心臓の伝導系の病気

— 不整脈（心房細動、心室期外収縮、頻拍など）

心臓が動くリズムをコントロールする刺激伝導系に問題が生じ、心臓の拍動のリズムが速くなりすぎたり、遅くなりすぎたり、不規則になったりした状態が「不整脈」です。

治療しなくても問題ないものから、命にかかわるものまで、多くの種類があるので、まずはしっかりと検査・診断を受けましょう。治療法の進歩により、不整脈の多くは治すことができます。

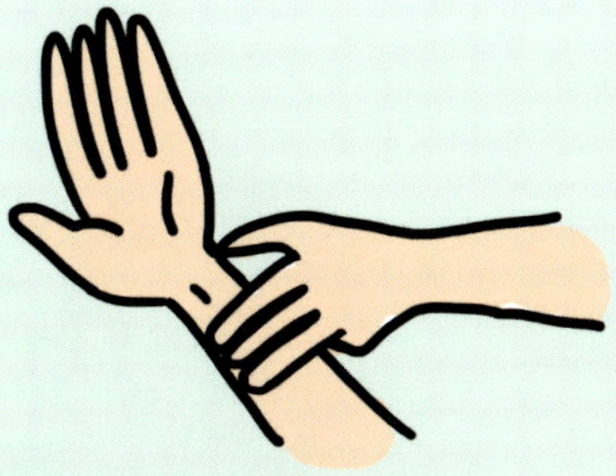

安静時に自分で脈をとってみて、
次のような場合は医師に相談を！

- 不規則だったり、途切れたりする
- 1分間に50回未満 または 100回以上

心臓の筋肉の病気

— 心筋症（拡張型心筋症、肥大型心筋症など）

心臓の筋肉（心筋）の異常による病気を「心筋症」といいます。心臓全体がふくれあがって壁が薄くなる拡張型と、心臓の壁が厚くなり内部が狭くなる肥大型に大別できます。

まずは薬で治療し、改善しなければ、ペースメーカの植え込み手術や、筋肉を削りとる手術、場合によっては心臓移植を行なうこともあります。

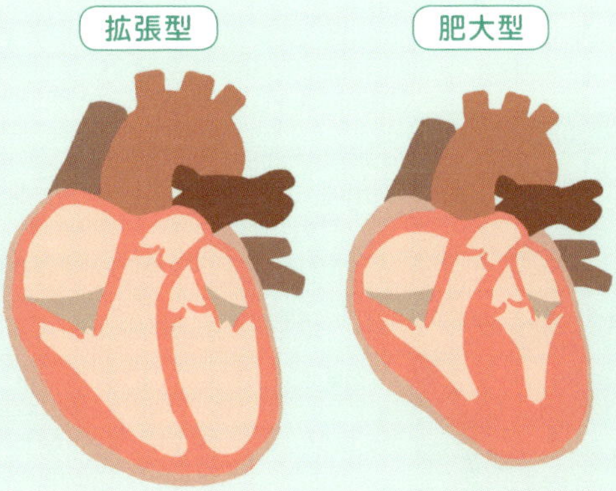

心臓の膜の病気

— 心膜炎（心外膜炎、心内膜炎など）

心臓をおおう膜に炎症が生じる病気を「心膜炎」といいます。ウイルスや細菌の感染によるものが多く、年齢・性別を問わずかかります。

心内膜に起こる「心内膜炎」、心外膜（臓側心膜、壁側心膜）に起こる「心外膜炎」ともに、重い合併症を起こすこともあるので、早期に適切な治療が必要です。多くの場合入院して治療します。

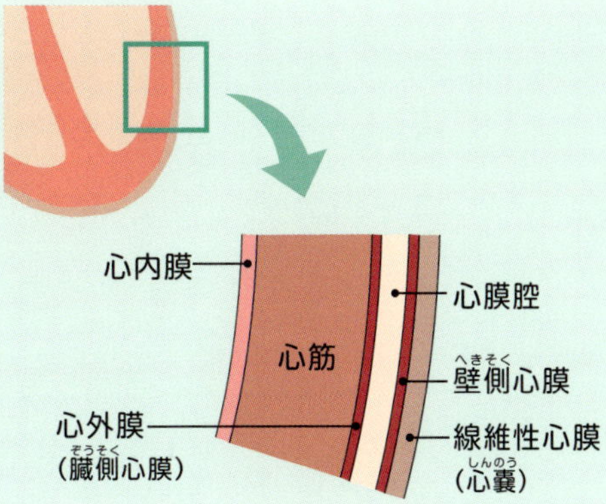

心臓の病気を知る②

狭心症・心筋梗《こう》塞《そく》はこんな病気

どんな症状が起こるの？

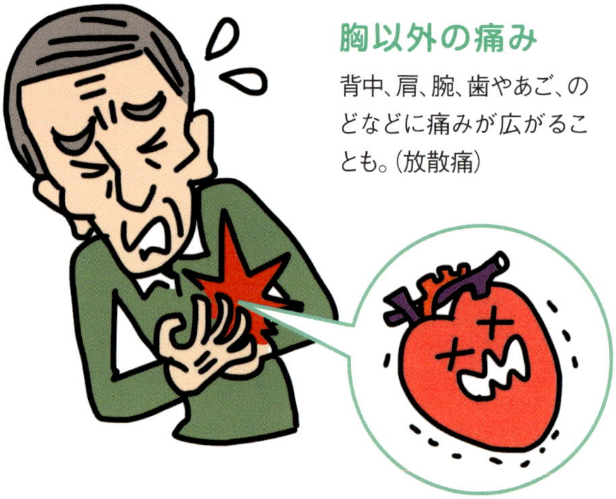

胸の痛み
胸の真ん中あたり（前胸部）が強く痛む。

胸以外の痛み
背中、肩、腕、歯やあご、のどなどに痛みが広がることも。（放散痛）

息苦しさ
呼吸が苦しくなり、息切れする。

	狭心症	心筋梗塞
痛みの継続時間	数分。長くても15分ほど	30分以上続く
痛みの感じ	胸がしめつけられるような重苦しさ、圧迫感	狭心症と同様だがより激しい痛みで、意識を失うことも
安静にすると…	治まる	治まらない
薬を使うと…	治まる	治まらない

心筋への血流が不足して胸痛などの発作が

狭心症や心筋梗塞は、心筋に血液を供給している冠動脈という血管が狭まったりふさがったりして起こる「冠動脈疾患」です。心臓を動かす血液が不足する「心筋虚血」によって起こるため、「虚血性心疾患」とも呼ばれます。

典型的な症状は、ギューッとしめつけられるような胸の痛みや息苦しさです。放散痛といって、胸以外に痛みが出ることもあります。ただし、糖尿病による神経障害などが原因で、痛みを感じないケースも見られます。

狭心症の症状は安静にすれば数分で治まりますが、心筋梗塞の場合、病院で治療しない限り、激しい痛みが治まりません。ただちに対応しないと命を失うことになります。

狭心症・心筋梗塞が起こるしくみ

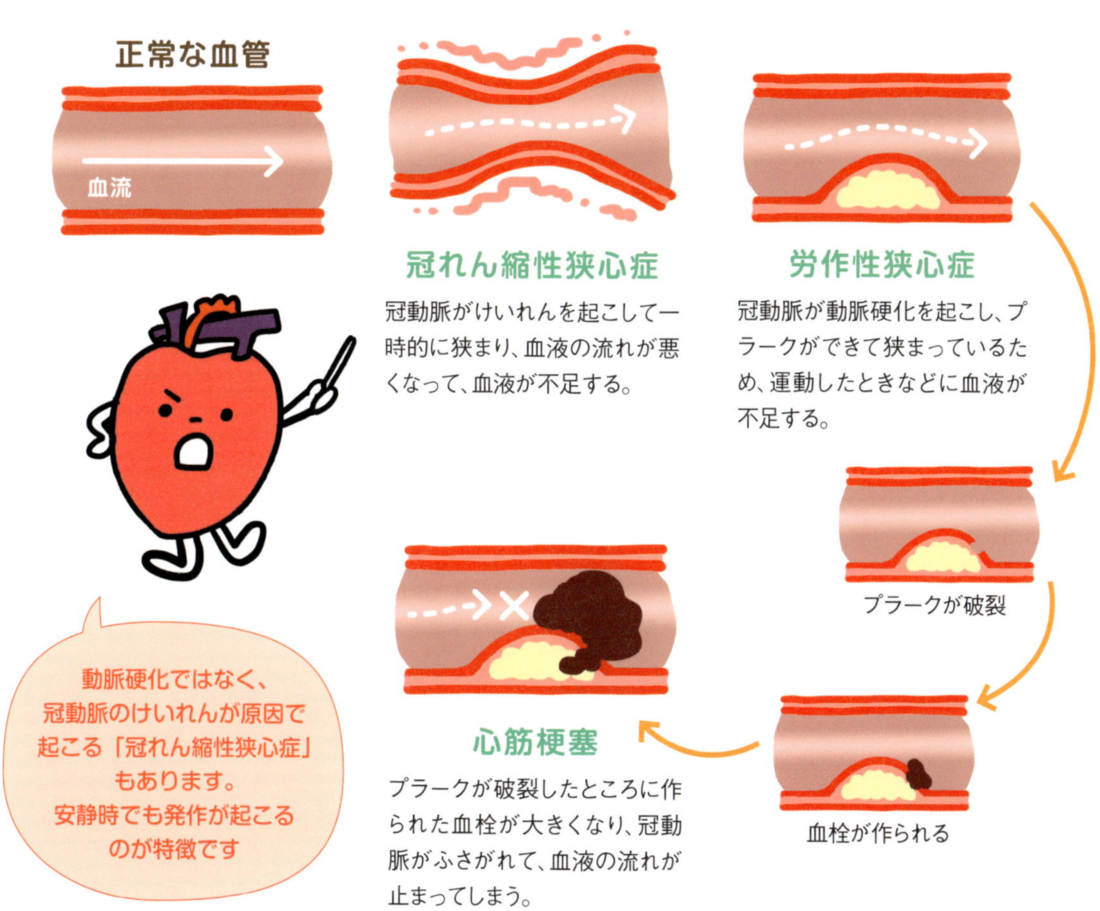
正常な血管
血流
冠れん縮性狭心症
冠動脈がけいれんを起こして一時的に狭まり、血液の流れが悪くなって、血液が不足する。
労作性狭心症
冠動脈が動脈硬化を起こし、プラークができて狭まっているため、運動したときなどに血液が不足する。
プラークが破裂
血栓が作られる
心筋梗塞
プラークが破裂したところに作られた血栓が大きくなり、冠動脈がふさがれて、血液の流れが止まってしまう。
動脈硬化ではなく、冠動脈のけいれんが原因で起こる「冠れん縮性狭心症」もあります。安静時でも発作が起こるのが特徴です

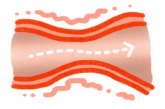

心臓は弱っているので、治療後も油断は禁物！

狭心症や心筋梗塞の原因はおもに動脈硬化です。冠動脈が動脈硬化を起こすと、動脈壁に血液中の悪玉コレステロール（LDLコレステロール）などが沈着してプラークというニキビのようなものができます。プラークによって血管が狭まり、冠動脈の血流が悪くなると、体を動かしたときに血液が不足する「労作性狭心症」が起こります。さらに、プラークが破裂して血栓ができ、血管がふさがれると、その先に血液が届かなくなり、心筋の一部が死んでしまいます。これが心筋梗塞です。

軽度の狭心症は薬によってコントロールしますが、心筋梗塞では（症状によっては狭心症でも）、血流を回復するためにカテーテル治療や外科手術が必要です。治療をすれば症状はなくなりますが、病気をする前よりも心臓は確実に弱っています。これはいわゆる「隠れ心不全」（15ページ）の状態。「治ったからもうだいじょうぶ」と油断せず、治療後も継続的に注意が必要です。

あなたはどの段階？

心臓は4つのステップで弱っていく！

4つのステージ

いよいよ心不全の症状が出てくる

症候性心不全

ステージC 心不全

心不全の症状：あり
心臓に変化：あり

息苦しさ、むくみなどの症状がある。心臓の病気で定期的に通院している患者の多くはこの段階。

ステージD 難治性心不全

治療が難しい心不全

重症化し、**安静時でも心不全の症状**がある状態。治療が難しく、長期の入院や心臓移植などの処置が必要。

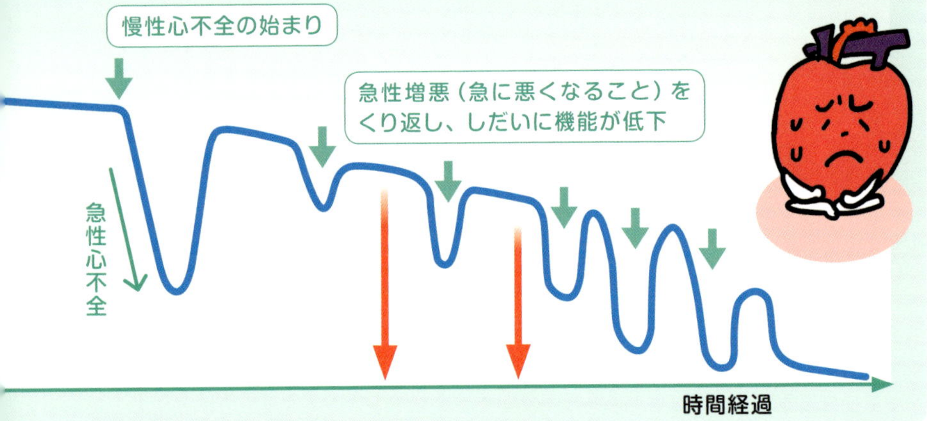

慢性心不全の始まり
急性増悪（急に悪くなること）をくり返し、しだいに機能が低下
急性心不全
時間経過

心臓の機能が低下し、やがて「心不全」に…

心臓の機能は高齢になるにつれてゆるやかに低下していくものですが、そこに心臓の病気や生活習慣病が加わることで、心臓はさらに弱っていき、「心不全」を起こします。

日本循環器学会と日本心不全学会によると、心不全とは、「心臓が悪いために、息切れやむくみが起こり、だんだん悪くなり、生命を縮める病気」です。がんと同様に、進行具合によってAからDまでのステージに分類されます。

ステージAは、心臓に変化はないけれど、高血圧や糖尿病、動脈硬化といった心不全の危険因子がある段階です。

ステージBは、息切れやむくみといった心不全の症状は出ていないものの、心臓が悪くなり始めている段階で、心

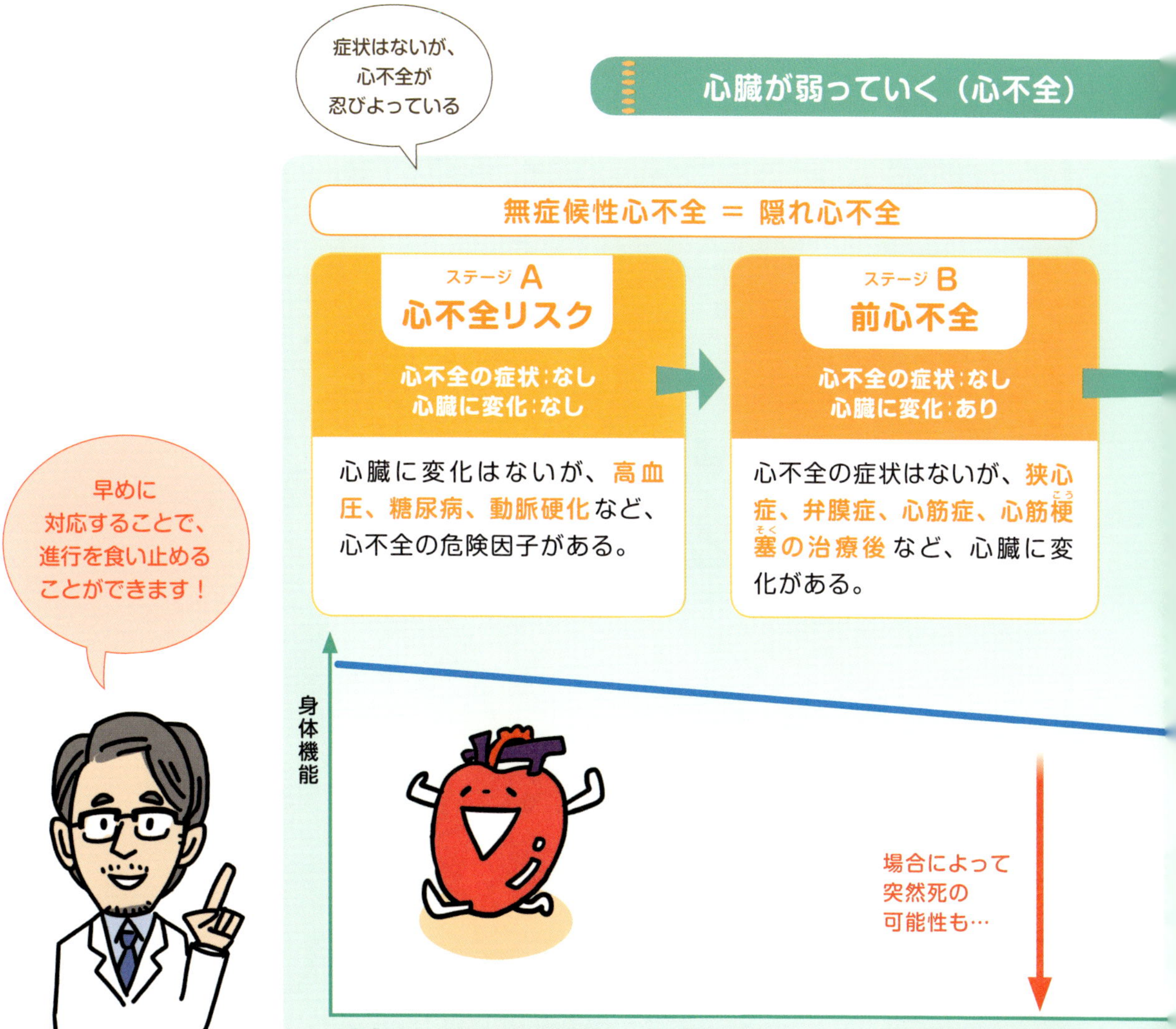
症状はないが、心不全が忍びよっている
心臓が弱っていく（心不全）
無症候性心不全 ＝ 隠れ心不全
ステージA
心不全リスク
心不全の症状：なし
心臓に変化：なし
心臓に変化はないが、高血圧、糖尿病、動脈硬化など、心不全の危険因子がある。
ステージB
前心不全
心不全の症状：なし
心臓に変化：あり
心不全の症状はないが、狭心症、弁膜症、心筋症、心筋梗《こう》塞《そく》の治療後など、心臓に変化がある。
早めに対応することで、進行を食い止めることができます！
身体機能
場合によって突然死の可能性も…

出典：「脳卒中、心臓病その他の循環器病に係る診療提供体制の在り方について」（厚生労働省、2017年）より改変

不全予備軍といえます。

症状のないステージA、Bの「隠れ心不全」の段階から、生活習慣を改善するなど適切に対処し、心不全を起こさないようにしましょう。

心不全は治療でコントロールできる！

「心不全」と聞くと、治療もできないような末期的な状態というイメージがあるかもしれません。しかし実際には、完全に治すことはできないものの、適切な治療によって症状をコントロールし、普通に日常生活を送ることができます。このように、心不全であっても、薬によって症状が安定している状態を「慢性心不全」といいます。

一方、慢性心不全の人で症状が急に悪くなった場合（急性増悪）や、病歴がないのに突然心臓が悪くなった場合が「急性心不全」です。急性心不全は、治療後も油断すれば再発の恐れがあり、命にかかわる事態にもなりかねません。生活習慣に気をつけて、適切な治療を継続することが重要です。

早めの対応がたいせつ！

「隠れ心不全」の段階から要注意

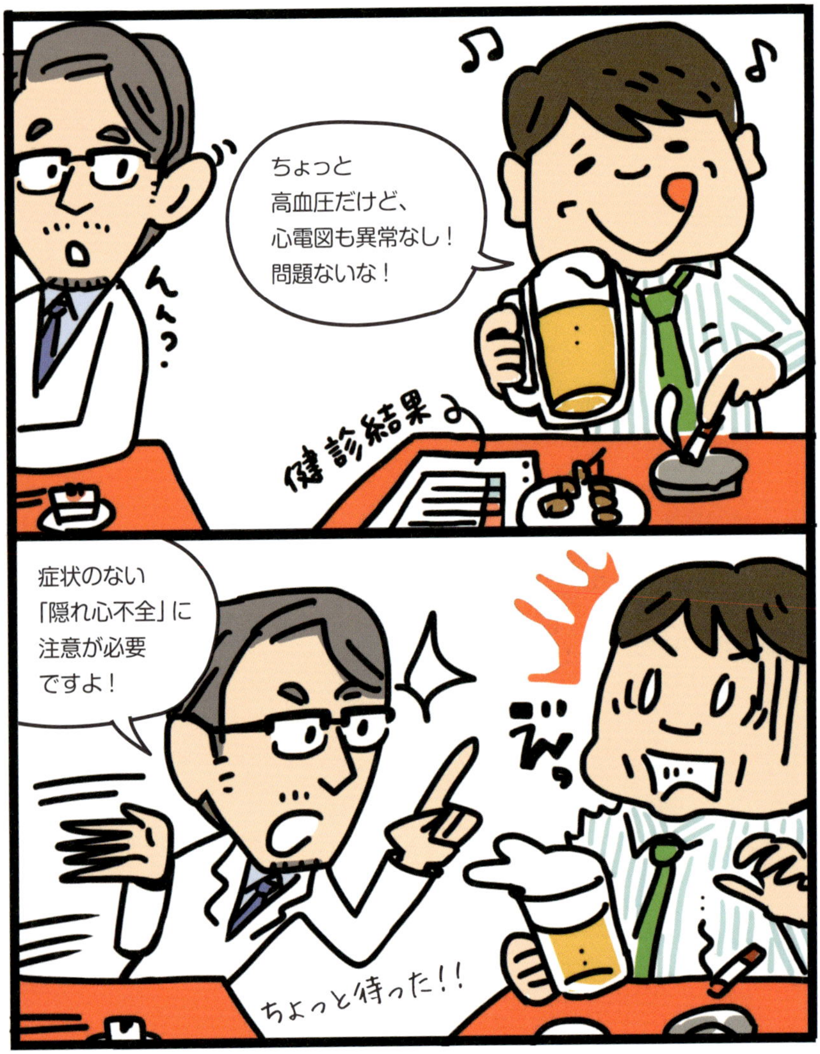
ちょっと
高血圧だけど、
心電図も異常なし！
問題ないな！
んん？
健診結果
症状のない
「隠れ心不全」に
注意が必要
ですよ！
ちよっと待った!!

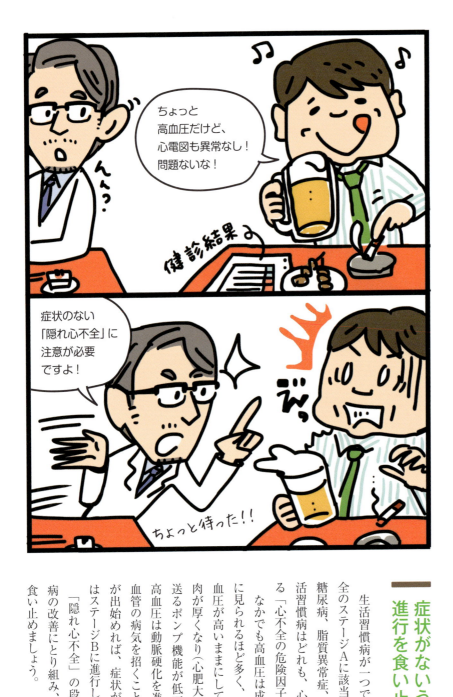

症状がないうちに進行を食い止める！

生活習慣病が一つでもあれば、心不全のステージAに該当します。高血圧、糖尿病、脂質異常症、腎臓病などの生活習慣病はどれも、心臓に負担をかける「心不全の危険因子」なのです。

なかでも高血圧は成人の2人に1人に見られるほど多く、特に注意が必要。血圧が高いままにしておくと心臓の筋肉が厚くなり（心肥大）、全身に血液を送るポンプ機能が低下します。また、高血圧は動脈硬化を進行させ、心臓の血管の病気を招くことも。心臓に変化が出始めれば、症状がなくても心不全はステージBに進行している状態です。

「隠れ心不全」の段階から生活習慣病の改善にとり組み、心不全の進行を食い止めましょう。

あなたの心不全のリスクをチェック！

check 1 健康診断あるいは担当医から以下を言われていませんか？

□ 血圧が高いと言われている、あるいは、治療を受けている。
□ 血糖値が高いと言われている、あるいは、治療を受けている。
□ 腎臓が悪いと言われている、あるいは、治療を受けている。
□ 心臓が悪いと言われている、あるいは、治療を受けている。
□ 肺が悪い（ただし、気管支ぜんそくは除く）と言われている、あるいは、治療を受けている。

check 2 次のような症状がありませんか？

□ 階段を上がるのがつらくなってきた。
□ 足や顔のむくみが強くなってきた。
□ 夜になると咳が出る。
□ 夜、寝ていて寝苦しくなって目が覚める。
□ 横になると息苦しくて、起きていると少し楽になる。
□ だるさや疲れやすさがある。

チェック項目が２つ以上該当したら、
循環器内科にかかって相談に乗ってもらいましょう。

出典：NPO法人日本心不全ネットワーク「症状チェックシート」

●心臓の状態を調べる血液検査

「BNP検査」という血液検査によって、心臓への負担の程度を大まかに知ることができます。BNP（脳性ナトリウム利尿ペプチド）は、心臓を守るために心臓から分泌されるホルモン。心臓の機能が低下し、心臓への負担が増加するほど多く分泌されるため、血液中のBNPあるいはN末端プロBNP（NT-proBNP）の濃度を調べることで、心臓の状態を知る手がかりが得られます。

BNP検査は、心電図検査や胸部レントゲン検査ではわからない心不全を見つけるきっかけとなることもあります。心臓の状態が心配なかたは調べてもらうとよいでしょう。

検査項目	正常値
BNP	18.4 pg/ml 以下
NT-proBNP	125 pg/ml 以下

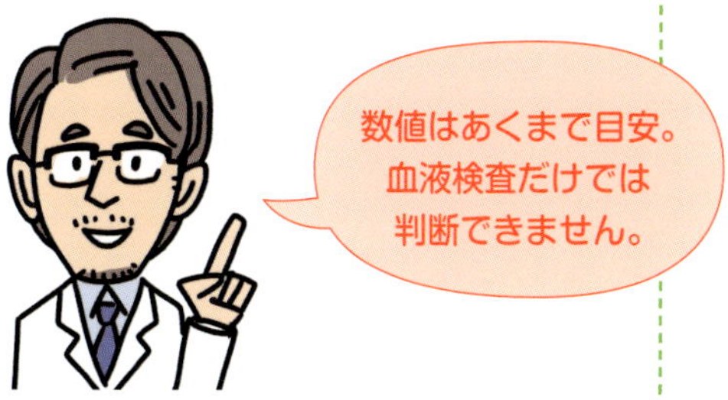
数値はあくまで目安。
血液検査だけでは
判断できません。

あなたはだいじょうぶ？

見逃さないで！ 心不全のサイン

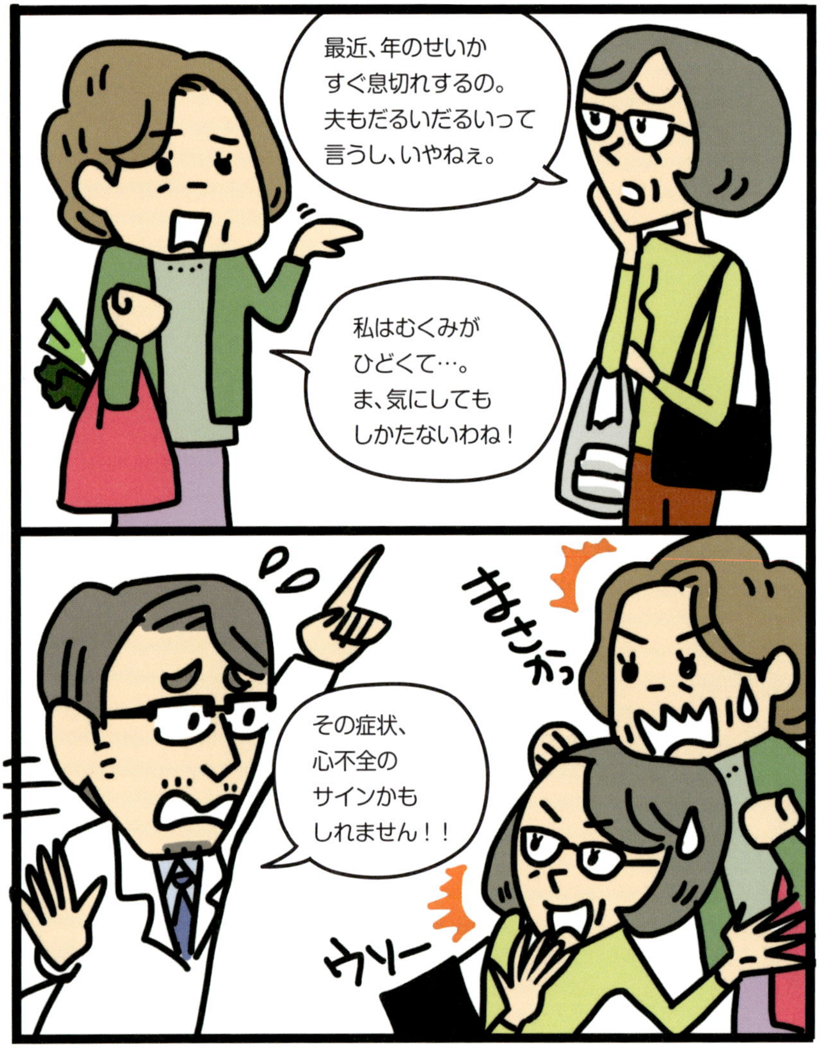
最近、年のせいか
すぐ息切れするの。
夫もだるいだるいって
言うし、いやねぇ。
私はむくみが
ひどくて…。
ま、気にしても
しかたないわね！
まさかっ
その症状、
心不全の
サインかも
しれません！！
ウソー

むくみ・息切れ・だるさの3タイプ

いよいよ症状が出ている「症候性心不全」の段階になっても、本人が自覚できずに放置していれば、適切な治療を開始することはできません。

心不全には「むくみ心不全」「息切れ心不全」「だるさ心不全」の3タイプがありますが、どの症状も年齢を重ねれば多かれ少なかれ感じるものなので、「年のせいかな」と軽く考えてしまう人が多いようです。ほうっておくと重症化し、命にかかわる事態になる可能性も。心臓からのSOSを見逃さず、心不全を早期に発見しましょう。

心不全は、だれもがなり得る病気です。19～21ページに挙げるケースに一つでも心当たりがあれば、かかりつけ医や循環器内科に相談してください。

case 1

むくみ
心不全

足のむくみ

心臓は、そのポンプ機能によって、全身に血液を循環させていますが、心臓の機能が低下すると、血液のめぐりが悪くなり、静脈（心臓に戻る血管）に血液がたまります。これがむくみとして現れるのです。

むくみが特に出やすいのは足。朝起きたときに、すね、足首、足の甲を指で押して、へこみ具合をチェックしてみましょう。正常なら朝の時点でむくみが出ることはあまりありません。朝からむくみが見られ、押した指のあとがへこんで戻らない場合は、その原因として心不全も考えられます。

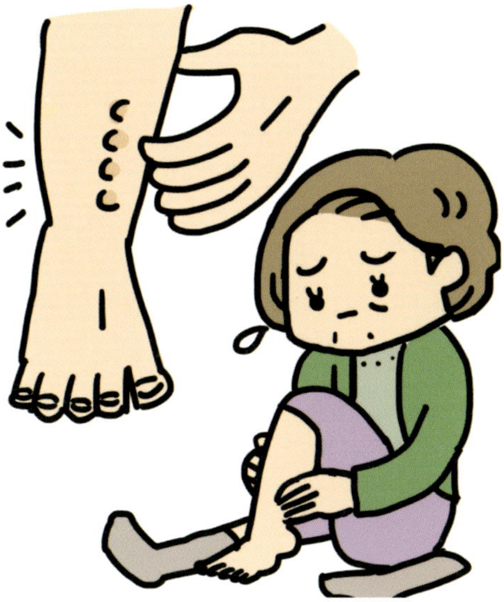

case 2

むくみ
心不全

体重の増加

心臓の機能低下によって血液のめぐりが悪くなり、静脈に血液がたまる「むくみ心不全」の兆候として、足のむくみのほかに、短期間での体重の増加が挙げられます。血液の循環が滞って体内にたまれば、当然、その分の体重が増えるからです。筋肉や脂肪が増えているのではなく、水分が増えているのです。

目安として、3日間で2kgの体重増加があれば、心不全を疑います。心臓の状態が気になっているかたは、体重を毎日計るようにするとよいでしょう。

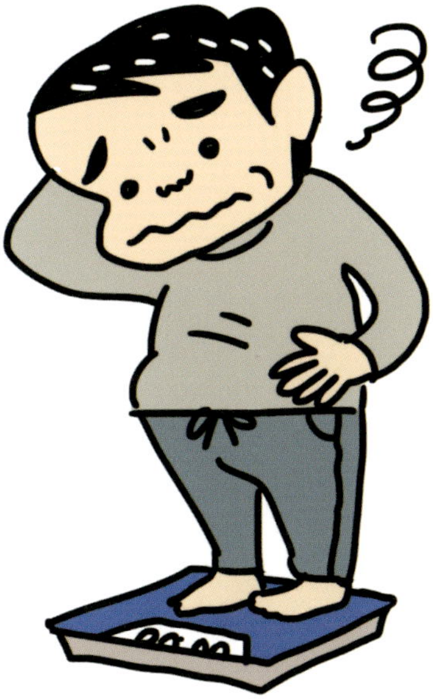

case 3

息切れ
心不全

動いたときの息切れ

階段や坂道をのぼると息が切れるのは、運動不足や加齢のせいではなく、心臓の機能が低下しているせいかもしれません。

血液は、全身から心臓に戻ると肺へ送られ、肺から再び心臓に入り、全身へと送られます。しかし、心臓の機能が低下すると、この循環が滞り、肺に血液がたまります。これを「肺水腫」といいます。

肺水腫になると、酸素が不足して息切れを起こします。階段や坂道をのぼるときに息切れを起こしやすいのは、運動によって酸素が多く必要になるためです。

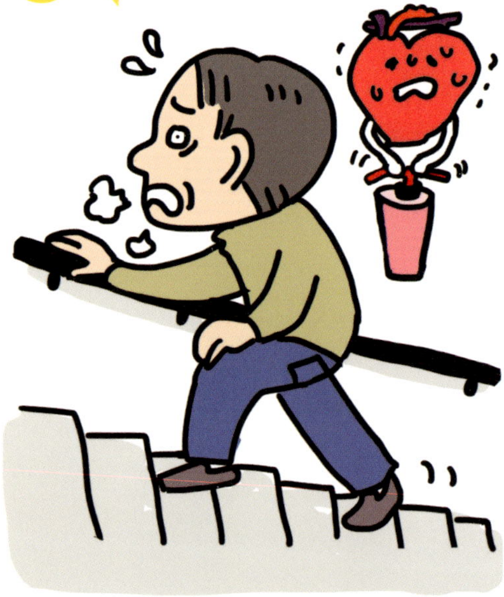

case 4

息切れ
心不全

夜間の息切れ

肺水腫による「息切れ心不全」の症状として、夜間のひどい咳や寝苦しさもあります。夜に症状が出るというわけではなく、横になることで全身（特に下半身）から心臓に血液が戻りやすくなり、多くなった血液に心臓が対応しきれなくなって、肺水腫を起こすことが原因です。

ふとんに入ってから２～３時間すると、息苦しさを感じて目が覚め、上半身を起こすと息苦しさが少しやわらぎます。これは「発作性夜間呼吸困難」と呼ばれ、心不全の典型的な症状の一つといえます。

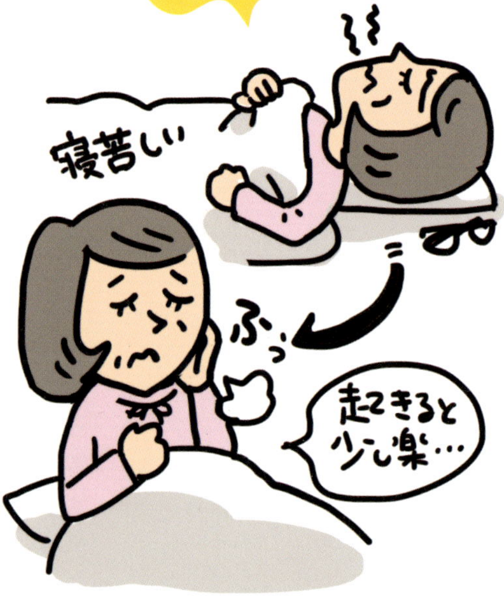

case 5

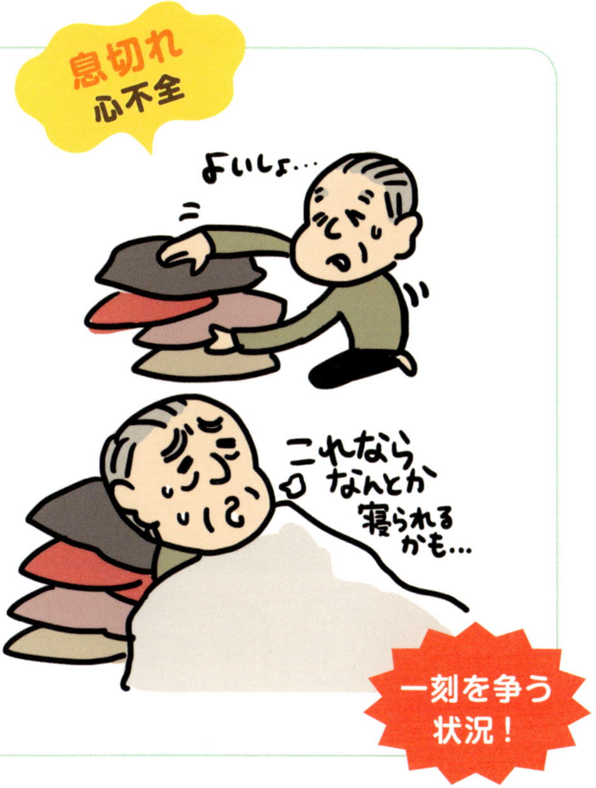
息切れ
心不全
よいしょ…
これならなんとか寝られるかも…
一刻を争う状況！

苦しくて横になれない

夜間の咳や寝苦しさよりも、さらに進んだ症状として、呼吸が苦しくて横になれない「起座呼吸」があります。肺水腫がひどくなり、酸素を血液にうまくとりこめなくなっている状態です。症状が起こるしくみは、咳や寝苦しさと同じ。体を横にすると、心臓に戻ってくる血液の量が増え、肺にたまる血液も多くなって、苦しくなります。

軽度のうちは、体を起こしていればなんとか眠れる場合もありますが、起座呼吸は重症のサイン。一刻も早く医療機関で診断・治療を受けてください。

case 6

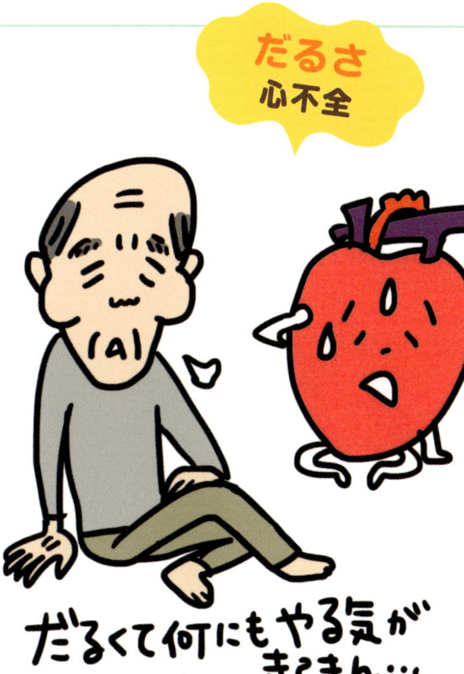
だるさ
心不全
だるくて何にもやる気が起きん…

だるくて動きたくない

心臓の機能が低下すると、心臓から全身に送り出される血液の量が少なくなります。これを「低心拍出」といいます。低心拍出が原因となって起こる症状として、疲れ、だるさ、動悸《どうき》などがあります。

血液の量が少なくなるとともに、血液のめぐりも悪くなるため、現れる症状はさまざま。たとえば、胃や腸の血流が悪くなれば、食欲不振や便秘など、心臓とは関係なさそうな症状が出ることもあるのです。漠然とした体調不良が続くときは、心不全の可能性も考えて、早めに受診しましょう。

食事のポイント❶

まずはバランスのよい食事で栄養を

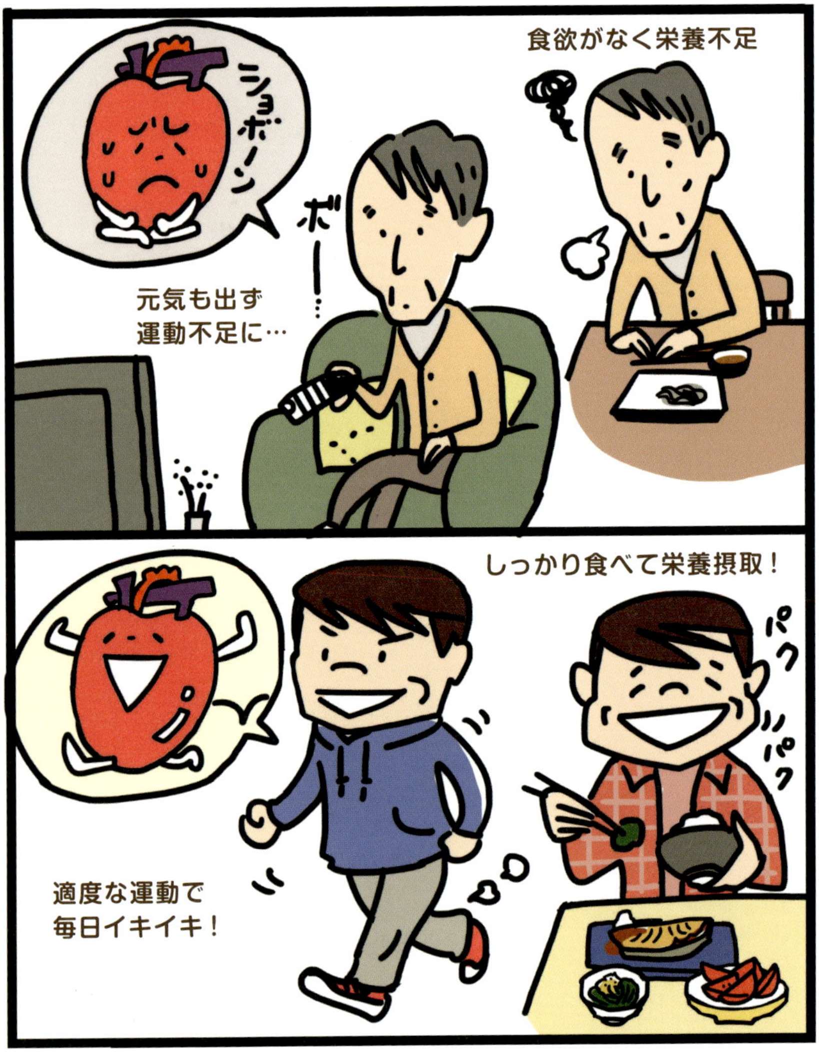
食欲がなく栄養不足
ショボーン
ボー…
元気も出ず
運動不足に…
しっかり食べて栄養摂取！
パク
パク
パク
適度な運動で
毎日イキイキ！

食事量が減ると栄養が不足し、心臓にも悪影響が…

心臓が弱っているときの食事は、全身の栄養状態を良好に保つことが基本です。体は食べ物だけでしか栄養をとることができません。バランスよくきちんと食べることを意識しましょう。

特に高齢のかたは、活動量の低下により食欲が減退し、低栄養（健康な体を維持するための栄養素が足りない状態）に陥りがちです。低栄養は、筋肉量や筋力が落ちるサルコペニア、心身の機能が低下して虚弱となるフレイルにつながります。全身の栄養状態が悪いと、心臓そのものに大きな負担がかかり、病気が進行する、治療に時間がかかるなどの影響も出てきます。

良好な栄養状態を保つためには、一

食事療法の基本

- □ 一日3食の食事をとる！
- □ 塩分は一日6g未満を目標に
- □ バランスのよい食事内容にする！

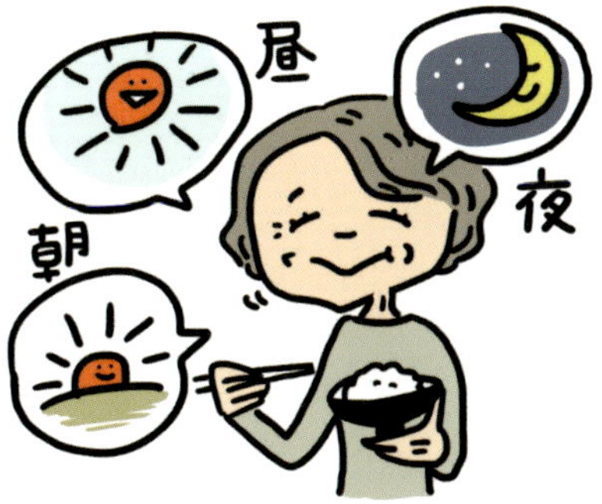

病気ごとに注意するべきポイント

これらの病気のくわしい食事については、本シリーズの各病態の書籍も参考になります。

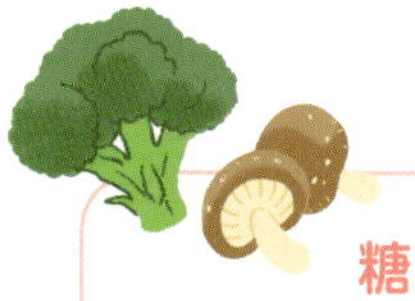

糖尿病がある場合

食事療法の基本を守り、血糖コントロールを良好に保ちます。食物繊維は食後高血糖をおさえる作用があるので、海藻、きのこ、野菜を使った料理を増やしましょう。食事の始めに食べるとより効果的。

脂質異常症がある場合

コレステロールを上げる原因となる肉類の脂肪は控え、魚料理を多めに。油脂は植物性油脂を適量摂取します。余分なコレステロールを排泄させる働きがある食物繊維は積極的にとりましょう。

腎臓の病気がある場合

たんぱく質と塩分の管理が重要です。たんぱく質制限の目安は病期によって異なりますが、制限が厳しいときほど、エネルギーを充分に確保する必要があります。透析治療中は水分管理も行います。

高血圧がある場合

血圧を下げるためには減塩が基本。カリウムには塩分の本体であるナトリウムを排泄する作用があるので、カリウムの摂取も効果があります。カリウムは野菜やくだものに多く含まれます。

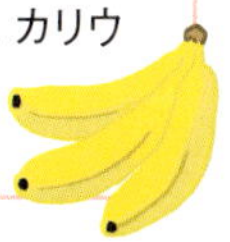

日3回の食事をとることが基本となります。食事時間を決めると生活のリズムもつきやすくなります。なお、心臓以外にも病気がある場合は、その進行を防ぐ食事療法もあわせて必要です。

体重は、普通体重を維持しましょう

過度の体重は心臓に負担をかけます。BMI※の判定で肥満の場合は普通体重の範囲まで減量しますが、急激に減量せず、月に1kg程度を目安にしてください。食生活では過食に注意し、油を多く使った料理や間食などの見直しを。普通体重内の場合は今の体重を維持するようにします。

低体重の場合は、上に挙げた食事療法の基本を見直してみましょう。1食分の食事を一度に食べ切れない場合は分割して食べてください。油脂や乳製品は少量でも栄養価が高く、とり入れやすい食品です。

体重がある程度保たれていても、栄養状態がよくない場合もあります。食事の過不足に注意しましょう。

※BMI（Body Mass Index）とは、体重（kg）÷身長（m）^{2}で算出される体格指数。日本肥満学会では、BMI18.5以上25未満を普通体重、25以上を肥満、18.5未満を低体重としている。

食事のポイント❷

塩分を控えて心臓を守ろう

塩分のとりすぎは心臓に負担をかける！

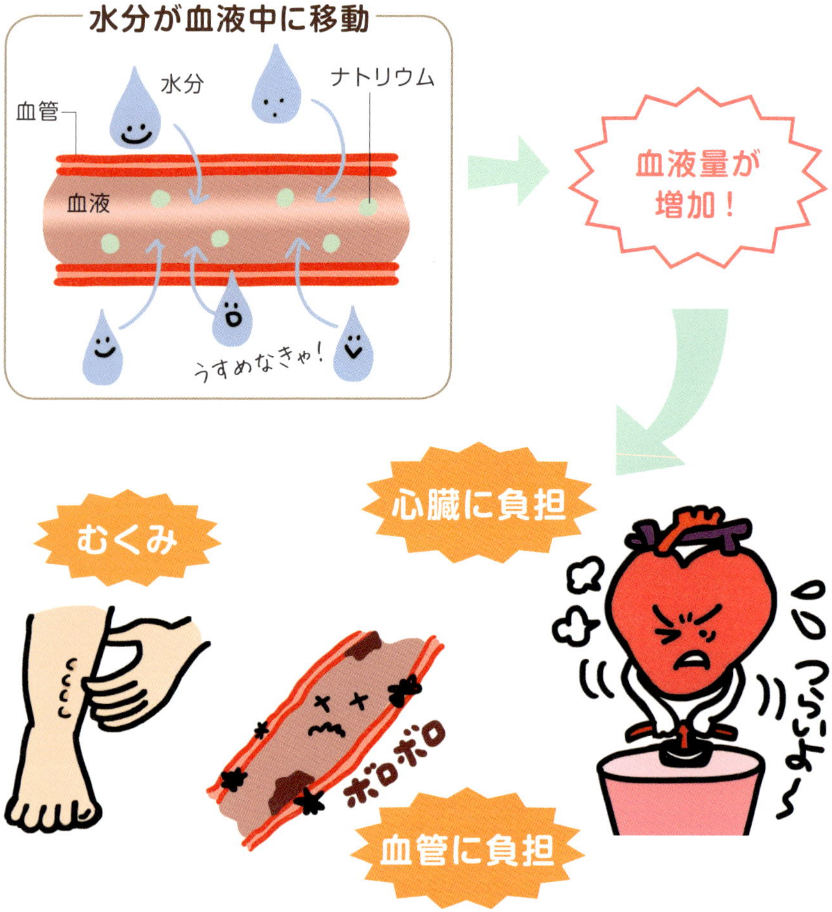
水分が血液中に移動
水分
ナトリウム
血管
血液
うすめなきゃ！
血液量が増加！
心臓に負担
むくみ
ボロボロ
つらいよ〜
血管に負担

どうして減塩がたいせつなの？

食事指導では、過剰な塩分を減らすようにすすめられることが多いですが、なぜ減塩が必要なのでしょうか。

食事中の塩分の本体であるナトリウムは、体に必要な量を超えると腎臓から排泄されます。しかし、過剰な塩分を摂取し続けると、ナトリウムが血液中に残ります。これを適正な濃度にうすめるために細胞内の水分が血液中に移動し、血液量が増加。多くの血液を循環させなければならなくなり、弱った心臓に大きな負担がかかるのです。

血液が増えると、むくみにもつながります。また、血管により強い圧力がかかるため、高血圧や動脈硬化が進みます。過剰な塩分は、ナトリウムを排泄する腎臓にも負担となります。

ふだんの食事で塩分を減らす方法

塩分を多く含む食品を避ける！

漬物、つくだ煮、干物、練り製品、加工肉（ハム、ウインナーなど）といった食品は極力避け、食べる場合はごく少量に。

料理にかける調味料を減らす！

しょうゆやソースは、かけるよりもつけるほうが量を減らせます。サラダは少量のドレッシングであえておくのがおすすめ。

汁物は、一日におわん半分以下に！

汁物は具を多くして汁を減らしましょう。汁を飲むならおわん半分までに。めん類の汁は極力飲まずに残してください。

おいしく減塩する調理のこつ

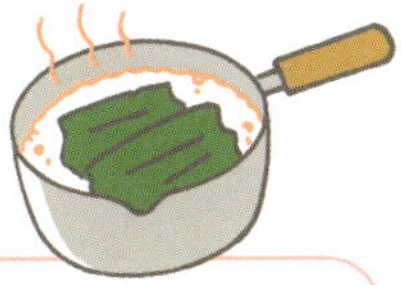

味のメリハリをつける

献立の全部をうす味にするよりも、1品に塩分を集中させ、うす味と濃い味のメリハリをつけたほうが、満足できます。

表面に味をつける

食べるとき、最初に舌に触れるのは料理の表面。食材の表面に調味料をまぶすと、少量でも味を感じやすくなります。

だしをきかせる

こんぶや削りガツオなどでだしをとると、減塩でもおいしく仕上がります。市販の顆粒だしは塩分を含むので注意。

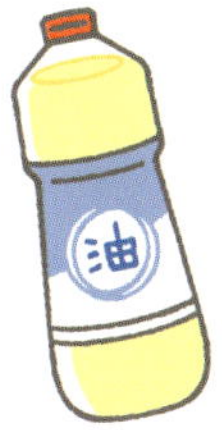

油脂でこくをプラス

油で揚げたりソテーしたりすると、こくが出て塩分の少なさを補うことができます。油脂をとりすぎないよう気をつけて。

酸味や香りを活用

酢やレモンの酸味、カレー粉などのスパイス、ねぎ、しょうが、しそといった薬味で料理にアクセントを。

塩分摂取量は一日6g未満が目安。主治医とも相談を

日本人は一日に男性10・5g、女性9.0gの食塩(塩分)を摂取しています(令和4年国民健康・栄養調査より)。これは世界的に見ても非常に多い量です。心臓が弱っている人は、目安として一日の塩分摂取量6g未満を一つの目標にしましょう。ただし、心臓の病気をもつかたは高齢の場合が多く、低栄養の心配も出てきます。塩分を気にしすぎて栄養が不足しては困りますので、主治医や管理栄養士に相談しながら、できる範囲での減塩を心がけてください。

まずは、塩分を多く含む食品を避けるようにしましょう。塩分を多く含む食品としては、漬物、つくだ煮、干物、練り製品、加工肉などが代表的です。

調味料については、食べ方のくふうでも減らせます。かけるしょうゆやソースを減らす、汁物やめん類のスープを残すといった方法がおすすめです。家庭で手作りする料理も、調理方法をくふうして、おいしく減塩しましょう。

心がけよう

心不全の進行を防ぐ生活と運動

心臓を守る生活習慣のポイント

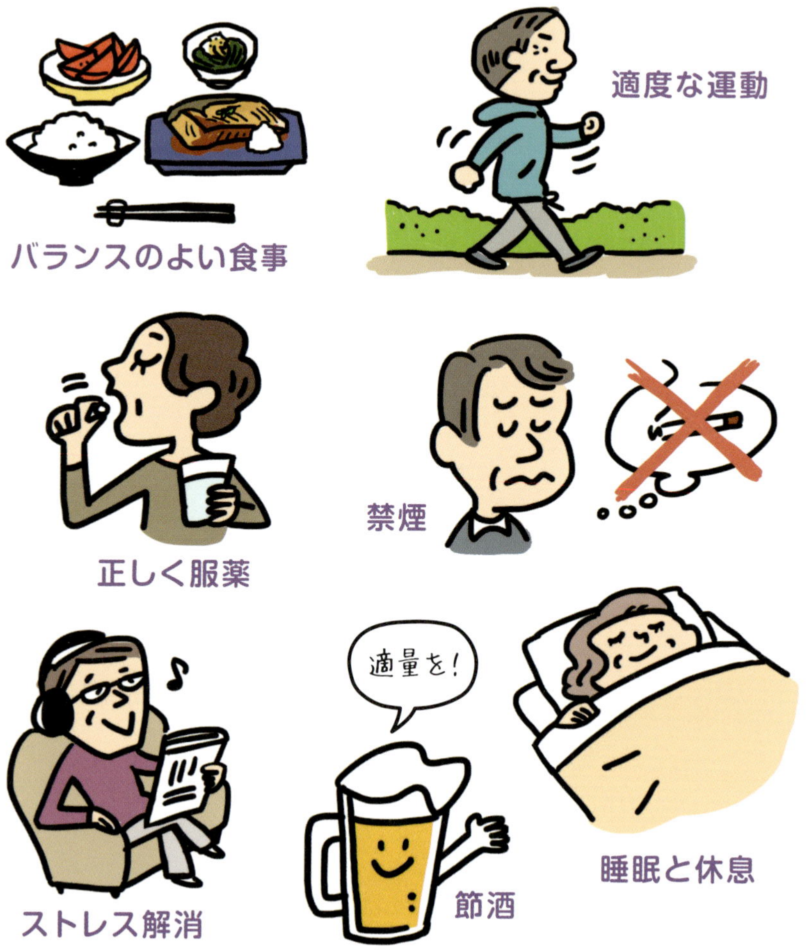

バランスのよい食事
適度な運動
正しく服薬
禁煙
ストレス解消
適量を!
節酒
睡眠と休息

生活習慣の改善で、心臓を守る!

心臓が弱っていくスピードをゆるめるには、「隠れ心不全」の段階から生活習慣に気をつける必要があります。すでに心不全を発症している人も、心臓をいたわる生活習慣を心がけ、適切な治療を受けながらじょうずに病気とつき合っていけば、心臓が急激に悪くなるのを防ぐことができます。

食事や運動はもちろん、質のよい睡眠をとること、無理をせずきちんと休息をとることも大事です。心身に強いストレスがかかると心臓への負担が増すので、無理は禁物です。また、かぜは心不全の症状を悪化させますから、かぜを引かないように気をつけてください。健康のためにタバコはやめ、お酒は適量にとどめましょう（33ページ）。

第二の心臓

ふくらはぎの筋肉量をチェック！「指輪っかテスト」

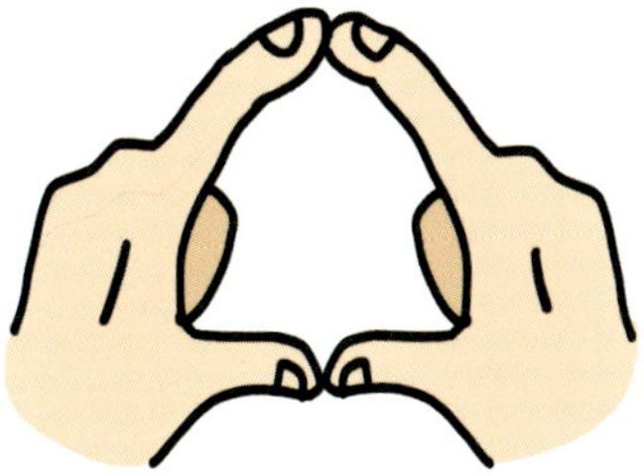

両手の親指と人差し指で輪っかを作ります。

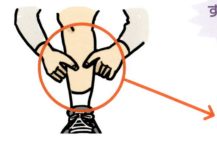

きき足と反対側のふくらはぎの最も太い部分を、輪っかで囲んでみましょう。

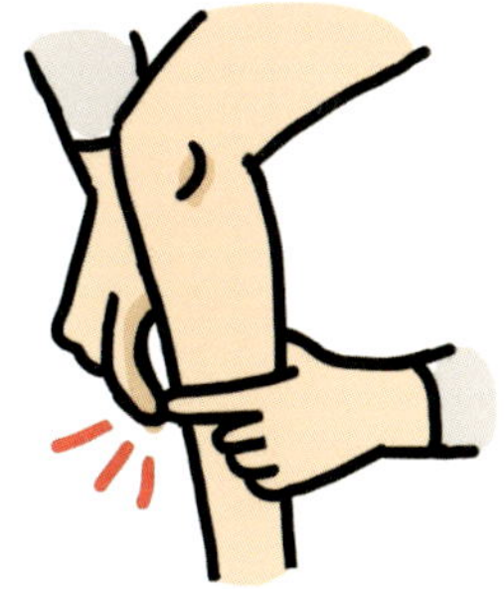

ふくらはぎを鍛える！ 簡単エクササイズ

背筋をのばしていすに座る。ひざは90度くらいに曲げ、足裏全体を床につける。

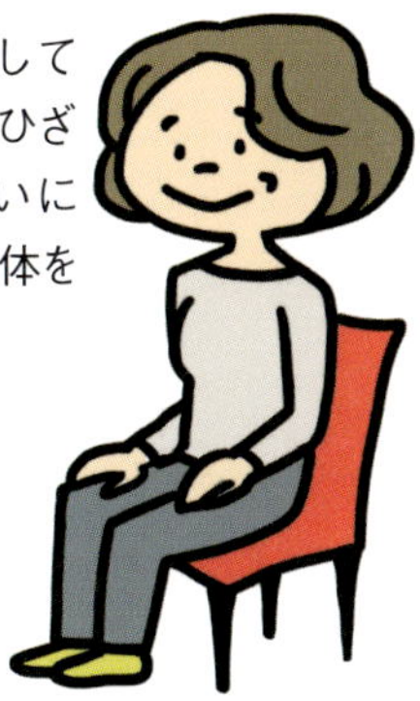

ゆっくりとつま先を上げ下げする。（5～10回程度）

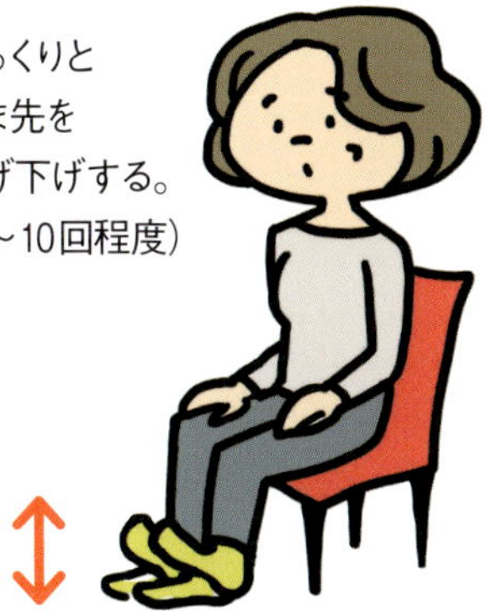

ゆっくりとかかとを上げ下げする。（5～10回程度）

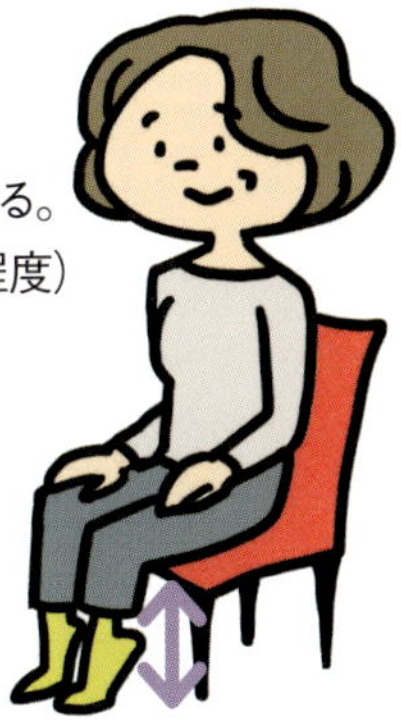

薬を処方されている人は、忘れずにきちんと服薬することも重要です。

ふくらはぎの筋肉は心臓を助けるポンプ

運動は心臓の負担になるからしないほうがよいと思われがちですが、適度な運動はむしろ推奨されています。隠れ心不全の人なら、息切れしない程度の有酸素運動がよいでしょう。ただ、適した運動の強さは、心臓の状態によっても違いますので、具体的には主治医に相談してみてください。

運動は、筋肉量を保つという意味でも大事です。特に、「第二の心臓」ともいわれるふくらはぎには、下半身の血液を心臓に戻すポンプの働きがあり、心臓の機能を補助しています。ふくらはぎの筋肉量が減るとこの働きも弱って血流が悪くなり、心臓の負担が増します。筋肉量を保つことがたいせつです。上で紹介する足首の簡単なエクササイズは、ふくらはぎのポンプ機能を活発にして下半身の血流をよくする効果が期待できます。

教えて！

心臓の病気 Q&A

患者さんからよく質問される
疑問にお答えします。

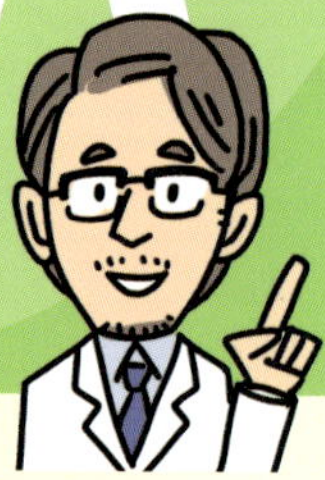

Q 心臓が弱っても、仕事や趣味は今までどおりできますか？

A. 心臓の弱り具合（心機能の程度）によります。仕事は、心臓の状態に応じて過度に負荷がかかるものでなければ可能です。心機能の評価をしてもらい、心臓の状態に合わせたものであれば、むしろ運動は薬による治療と同じようにたいせつな治療手段になります。心臓が弱いからといってじっとしている必要はまったくありません。許可されている範囲で、スポーツ、旅行を楽しんでください。

ただし、心機能とはかならずしも関連せずに、突然、脈の乱れ（不整脈）を生じることも、ときとして起こります。仕事や運動あるいは車の運転中などに、ドキドキする、脈が飛ぶ、気が遠くなるなどの症状が出た場合は、ただちに活動を中止し、すぐに医療機関に連絡を入れてください。日ごろから不整脈について担当医に確認しておくことも重要です。

Q 喫煙は、なぜ心臓に悪いのですか？

A. 喫煙は、体の中の脂質系に悪影響を与え、動脈硬化を促進し心臓病発症のリスクになります。また、交感神経系を刺激することで、脈を速くしたり、動脈硬化を促進したりし、さらに、血管内に炎症を引き起こし、血管の内皮の障害や血栓の形成につながりやすいことも知られています。そのほかにも、喫煙は心臓や血管にさまざまな障害を引き起こし、それだけでなく、肺などのほかの臓器にも大きな障害をもたらします。しかも、困ったことに、自分では喫煙をしない受動喫煙者にも同様の障害が起こるのです。ご自身のためにも周囲のかたのためにも、喫煙は控えたほうがよいでしょう。

Q 心臓の治療薬にはどんなものがありますか？服薬上の注意点は？

A. 心筋梗塞《こうそく》や狭心症では、必要に応じてカテーテル治療や手術をしますが、その適応のない場合や、治療後の再発予防のために、コレステロールを下げる薬を使ったり、合併する生活習慣病の治療を行なったりします。また、心筋梗塞を起こした場合は、心不全予防のために「アンジオテンシン変換酵素阻害薬」あるいは「アンジオテンシンII受容体拮抗《きっこう》薬」という、体の中で悪さをするホルモンを調節する薬や、交感神経の活性を適度におさえる「β遮断薬」という薬を使用します。これらは、心臓の収縮する力が衰えている心不全の標準治療薬としても利用されます。

いずれの薬も、血圧が下がりすぎてしまうことがあるので少量から開始し、血圧に注意しながら増量します。β遮断薬は脈を遅くする作用もあるため、めまいやふらつきにも注意が必要です。また、心不全によるむくみが生じた場合、尿を出す目的で利尿薬という薬剤が使われますが、使いすぎると腎臓の機能が悪くなるので注意が必要です。

薬によっては、食べてはいけない食品があるものもあります。服薬上の注意をかならず守ってください。サプリメントも、薬との相互作用があるので、使用するさいは医師、薬剤師に相談しましょう。

Q むくみが気になっています。水分は控えたほうがよいのでしょうか？

A. 心不全の治療において、よほど水分摂取が過剰でない限りは、基本的に水分制限は必要ありません。ただし、体内水分の過剰のひとつの指標といわれている血液中のナトリウムの濃度が低い場合は、水分制限をすることが推奨されています。すでに心臓が弱っているといわれている場合は、腎臓の機能も加味して水分摂取量を検討する必要があるので、担当医にご相談ください。

Q ストレスや睡眠と心臓の病気は関係があるのですか？

A. ストレスや睡眠不足は、長く続いたり、重度だったりすると、交感神経系を刺激し、心臓や血管の障害を引き起こします。

ストレスが“つらいもの”として自覚されていると、心臓のみならず健康に障害をもたらすことが知られています。つまり、緊張感そのものは決して悪いものではありませんが、それが過度になり“つらい”と感じるときに、健康を害しやすくなるのです。災害などで極度のストレス下に置かれると、心臓の動きが急激に低下する「たこつぼ心筋症」という特殊な心臓の病気を引き起こすこともあります。

一方、睡眠も重要です。眠れていると思っていても、夜間に無呼吸が生じていると、多くの心臓血管の病気の発症の引き金になることが知られています。起床時にどうも寝た気がしないとか、日中眠くてしかたがない、寝ているときにいびきをかくといったことがある場合は、睡眠時無呼吸症候群がないかどうか調べてもらうことをおすすめします。

Q 心臓の病気は男性のほうがかかりやすいと聞きました。女性も注意する必要がありますか？

A. 生活習慣病全般に関して、発症率は性差があり、喫煙率や塩分摂取量が多いことと性ホルモンの関係で、いずれの生活習慣病も男性のほうが多い傾向にあります。したがって、心筋梗塞を代表とする心臓病は、男性に多く発症します。

ただし、女性も閉経後に心臓病は増える傾向にあります。女性の場合、心臓病の症状が非典型的であることが多く、発見が遅れる傾向にあるといわれています。また、発症後の死亡率が男性より高いことも知られています。このような背景から、最近では、性差を加味した心臓病治療が必要ではないかという意見も出てきています。

Q 入浴やトイレで気をつけるべきことはありますか？

A. 特に冬場は、浴室やトイレの気温が低く、急激に血圧が上がることがあります。可能ならば浴室やトイレも暖房をきかせ、ふだん過ごしている部屋との温度差を少なくしておきましょう。

また、入浴するさいには、いきなり湯舟に入ると血圧が急激に変化し、心臓に負担をかけることがあるので、体にお湯をかけて体を慣らしてから入るようにしてください。

トイレについては、排便時に力むと心臓に急激に負担をかけることがあります。特に、大動脈弁が狭くなっているといわれているかたや、心不全といわれているかたは、要注意です。ふだんから便秘改善薬を内服するなどの排便コントロールをして、排便時に力まないようにしてください。

column

忍び寄る「心不全パンデミック」！

心不全の患者数は年々増加傾向にあります。新型コロナの感染拡大の影響もあり、一時的に増加傾向に変化がありましたが、近年は年間28万人以上が入院しています。

心不全入院患者のうちの半数近くが、急性心不全によるものです。急性心不全とは、心不全による息苦しさやむくみが、予期せぬ急性悪化をきたした状態です。今後、このような患者さんはますます増加の一途をたどると予測されています。一方で、心不全は悪化をくり返しながら入院回数が増えていくという特徴があり、再入院患者の数も増え続けると考えられています。こうして、近いうちに、病院が患者さんを受け入れきれなくなるほどの「心不全パンデミック」が起こると予測されているのです。

このような状況を打破するために、心血管系の病気に対する国レベルでの対応を求める活動がなされ、「健康寿命の延伸等を図るための脳卒中、心臓病その他の循環器病に係る対策に関する基本法」が2018年12月14日付けで公布されました。これにより、がんと同様に国レベルでの計画的な対応が今後強化されることになります。

最も重要なことは、心不全とはどんなものか、生活習慣病は心不全の始まりであること、心不全の症状として息切れ・むくみが重要であることを、国民一人一人にしっかりと知ってもらうことです。それにより、より早期に心不全の予防や対応が可能になれば、入院患者数も減らすことができます。心臓をよい状態に保ち、心臓病を起こさない、心臓病から心不全に進展させない、心不全になったとしてもそれを悪化させない、これらのことが何よりも重要なのです。そこに「心不全パンデミック」を回避するたいせつなカギがあります。

1日10万回、生きている限り休むことなく働き続ける心臓に目を向け、軽快に動き、楽しい人生を送ることができるように、日ごろから生活習慣をととのえましょう。

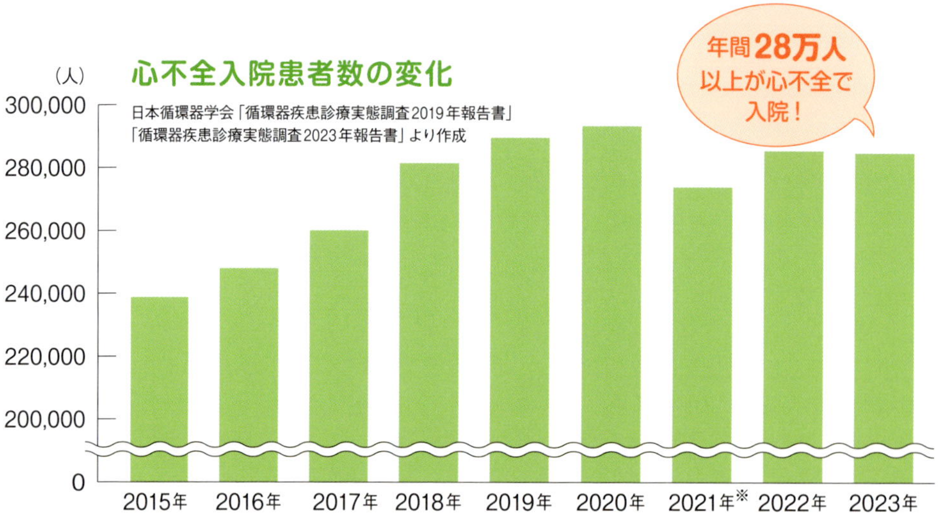

心不全入院患者数の変化

日本循環器学会「循環器疾患診療実態調査2019年報告書」
「循環器疾患診療実態調査2023年報告書」より作成

※2021年の患者数減少は、新型コロナウイルス感染症拡大による影響と関係していると考えられる。

PART 2

心臓を守る献立

弱った心臓を守るためには、毎日の食事をきちんととって、
全身の栄養状態を良好に保つことがたいせつです。
食事は一日3回とることが基本。
栄養バランスのよい食事内容を心がけ、塩分も控えめに。
手軽に作れる献立を中心に紹介しますので、
食品の量や味つけの濃さなどのお手本として
参考にしてみてください。

「栄養バランスのよい食事」ってどんなもの？

バランスよく栄養をとるためには、食事の形をととのえましょう。ごはん、パン、めん類などの「主食」、肉、魚、卵、大豆製品などのたんぱく質を使った「主菜」、野菜、芋類、海藻類を使った「副菜」がそろっているのが理想的です。

昼食

主食と主菜を兼ねるどんぶりやめん料理に副菜をプラスすれば、手軽に栄養バランスをととのえることができます。

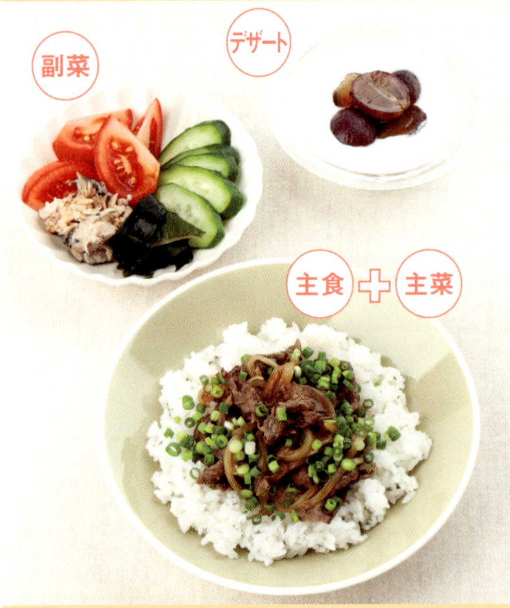

・牛丼
・サバ缶入り和風サラダ
・フルーツヨーグルト

1人分
エネルギー 651kcal
塩分 2.3g

この献立の作り方は46〜47ページ

朝食

パンには塩分があるので、おかずはうす味に。雑穀入りの主食を選べばミネラルがアップします。牛乳入りの飲み物でカルシウムも補給。

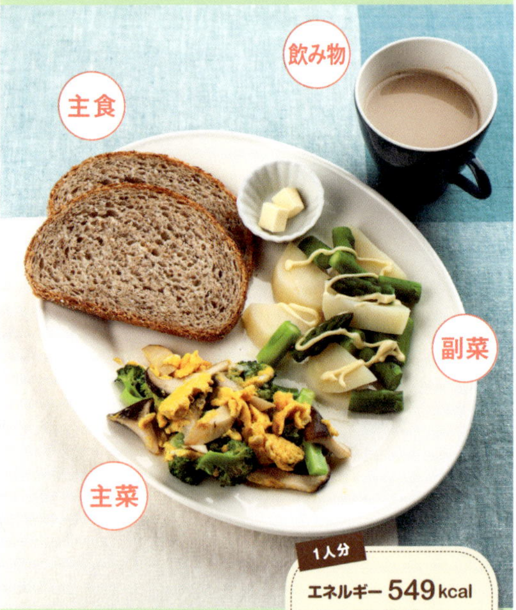

1人分
エネルギー 549kcal
塩分 2.0g

・ライ麦パン
・きのことブロッコリーの卵いため
・じゃが芋とアスパラのホットサラダ
・カフェオレ

この献立の作り方は36〜37ページ

栄養バランスのよい食事をととのえるポイント！

❶ 主食・主菜・副菜をそろえる

❷ 間食は時間や量に気をつけて、食事に影響が出ないようにする

❸ 食事を一度に食べきれない場合は分割して食べる

食事を分割する場合、定時の食事でおかずを食べ、間食におにぎりやパンなどを食べるとバランスがよくなります。

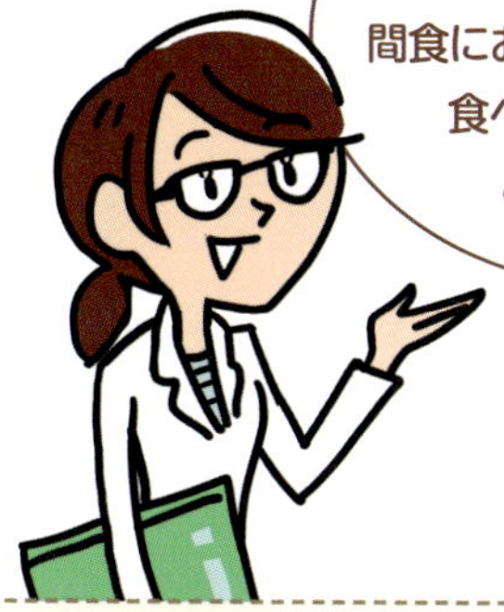

お酒は飲んでもいいの？「適量」ってどのくらい？

適量のアルコールを摂取すると、血管が拡張して一時的に血圧が下がります。血行促進、リラックス効果などよい面もあるので、医師に確認したうえで適度な飲酒をすることはかまいません。ただし、飲みすぎれば心臓にもそのほかの臓器にも悪影響をおよぼしますので、かならず適量にとどめましょう。

厚生労働省の示す指標によると、飲酒の適量は純アルコールで一日平均 20g 程度。女性や高齢者はこれより少ない量が推奨されています。純アルコール 20g に相当するのは、ビールならロング缶１本（500㎖）、日本酒なら１合弱（160㎖）、ワインならグラス２杯弱（200㎖）くらいです。

また、お酒のつまみには塩分を多く含むものが多いので、塩分のとりすぎにも要注意です。

この献立の一日の栄養価

1人分
エネルギー 1,788kcal
塩分 6.3g

夕食

朝食や昼食で充分に野菜がとれなかったときは野菜を多めにする、塩分をとりすぎたときは減塩を心がけるなどして調整しましょう。

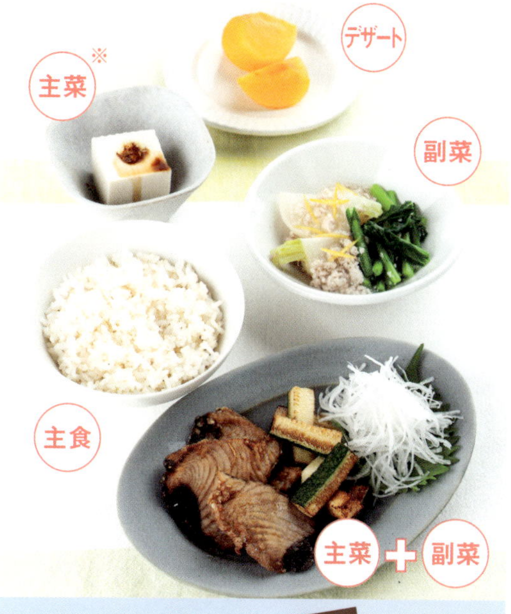

- 胚芽米ごはん
- カツオの竜田揚げ
- かぶのそぼろあん
- 温やっこ　・フルーツ

1人分
エネルギー 588kcal
塩分 2.0g

この献立の作り方は60〜61ページ

※献立の中で補完的なおかずのため、副菜との考え方もありますが、たんぱく質源の素材のため、本書では栄養面から主菜としています。

食材で見ると、一日どのくらい食べたらいいの？

このページに示した食品の写真は、一日に食べるとよい食品の量のおおよその目安です。この量より極端に多すぎるのも、逆に少なすぎるのもよくありません。自分の食生活を思い出しながら見てみましょう。

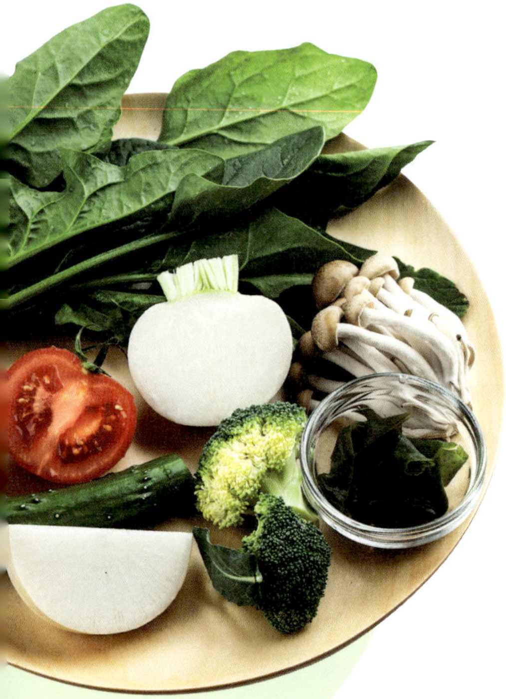

野菜は一日350g以上が目安です。そのうち120gは緑黄色野菜に。きのこや海藻もたっぷり食べましょう。

主食のメイン食材

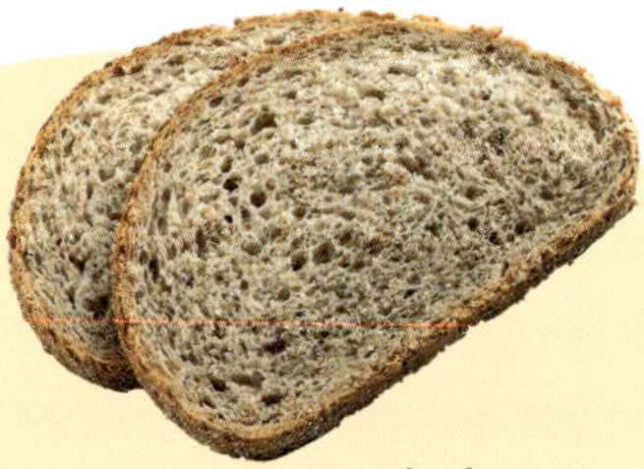

ライ麦パン 80g

穀類

ごはんやパンは精製度の低いものや雑穀入りのものを選ぶと、食物繊維やミネラルがアップします。

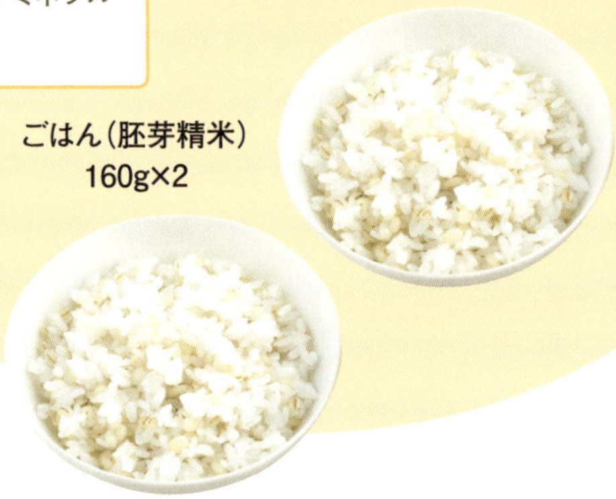

ごはん（胚芽精米）160g×2

油脂・砂糖

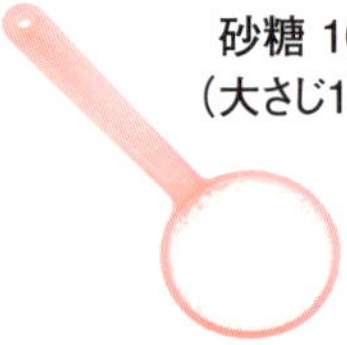

砂糖 10g（大さじ1強）

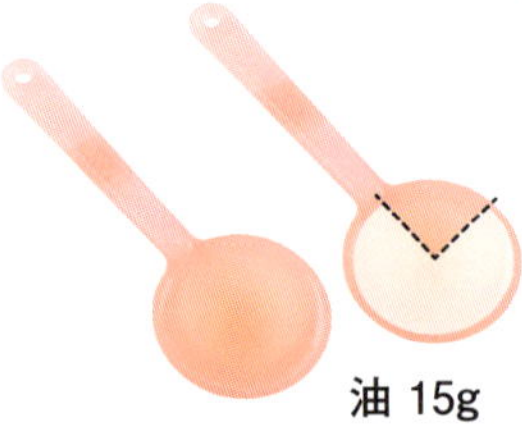

油 15g（大さじ1 1/4）

油と砂糖は、それぞれ調理用の油脂と、調味料としての砂糖の目安量です。バターやマーガリンを食べたら油を少なく、ジャムやはちみつを食べたら砂糖を少なくして調整します。

主菜のメイン食材

肉に偏りすぎず、魚、卵、大豆製品からもバランスよく食べましょう。青背魚にはEPA、DHAが豊富です。

大豆製品

豆腐 100g

肉・魚・卵

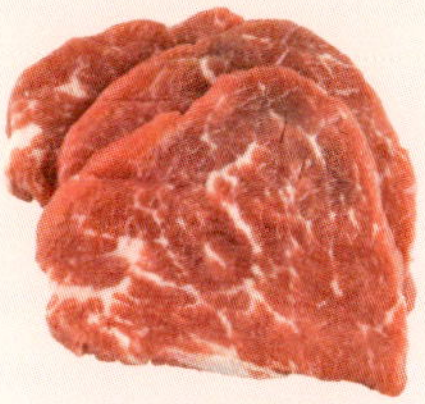

牛もも肉 80g

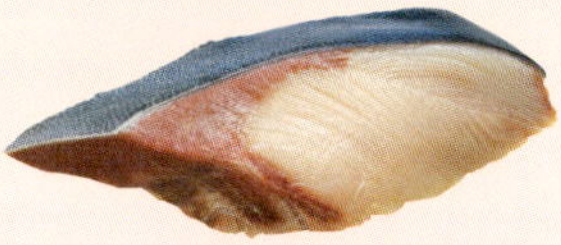

ブリ 80g

卵 50g（1個）

乳製品

牛乳 150g

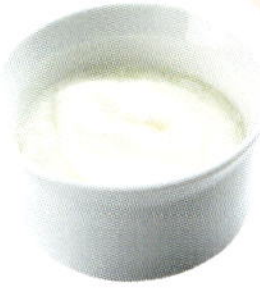

ヨーグルト（無糖）
80g

自分に必要なエネルギー量に合わせて食べる量を調整しましょう

一日にとるべきエネルギー量の目安は、年齢や体型、活動量などによって違います。この本では、標準体重60kgの男性を想定して一日1700～1800kcalの献立を組み立ててありますので、女性や小柄なかたは、主食や肉、魚などの量をやや減らしてください。ちなみに、ごはんを10g減らすとエネルギーは約17kcal少なくなります。

【 一日の適正エネルギーの計算方法 】

① 適正体重を計算

身長（m）×身長（m）× 22(BMI)※ = ［　　　］kg

※体格指数（Body Mass Index）。統計的に最も病気になりにくいとされる 22 をかけます。

② 適正体重から適正エネルギーを計算

適正体重（kg）× 25 ～ 30kcal ※

= ［　　　］kcal

※デスクワークが多い人や主婦など活動量が少ない人は 25、立ち仕事が多く活動量が普通の人は 30 をかけます。

副菜のメイン食材

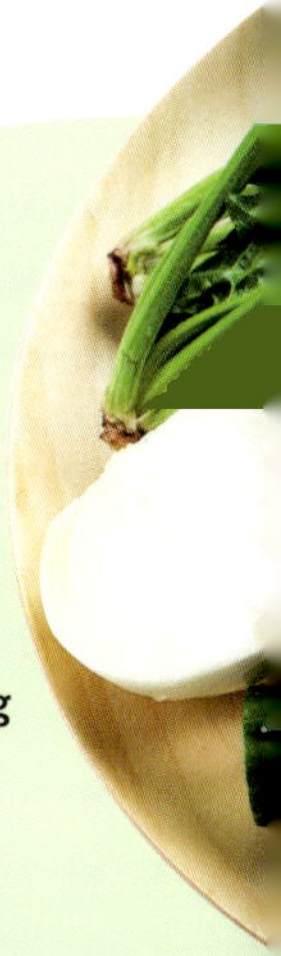

野菜類

玉ねぎ　80g
かぶ　60g
きゅうり　50g
大根　40g
ほうれん草　40g
ブロッコリー　40g
トマト　40g
しめじ　40g
わかめ（もどして）10g

芋類

じゃが芋
80g（小1個）

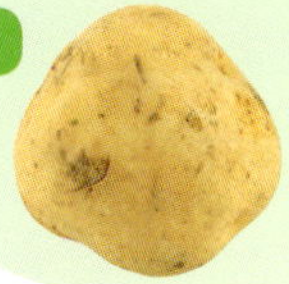

くだもの

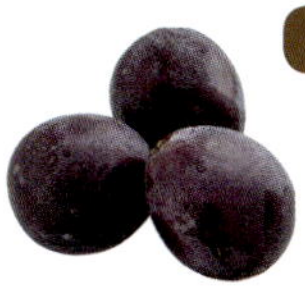

ぶどう 50g

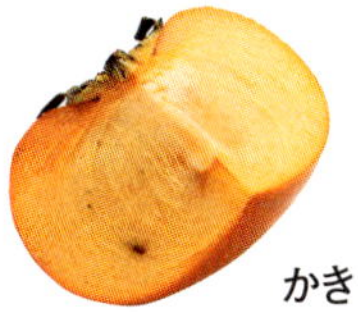

かき 70g

主食・主菜・副菜でバランスよく

朝食の献立

パンが主食

1人分

エネルギー 549kcal
塩分 2.0g

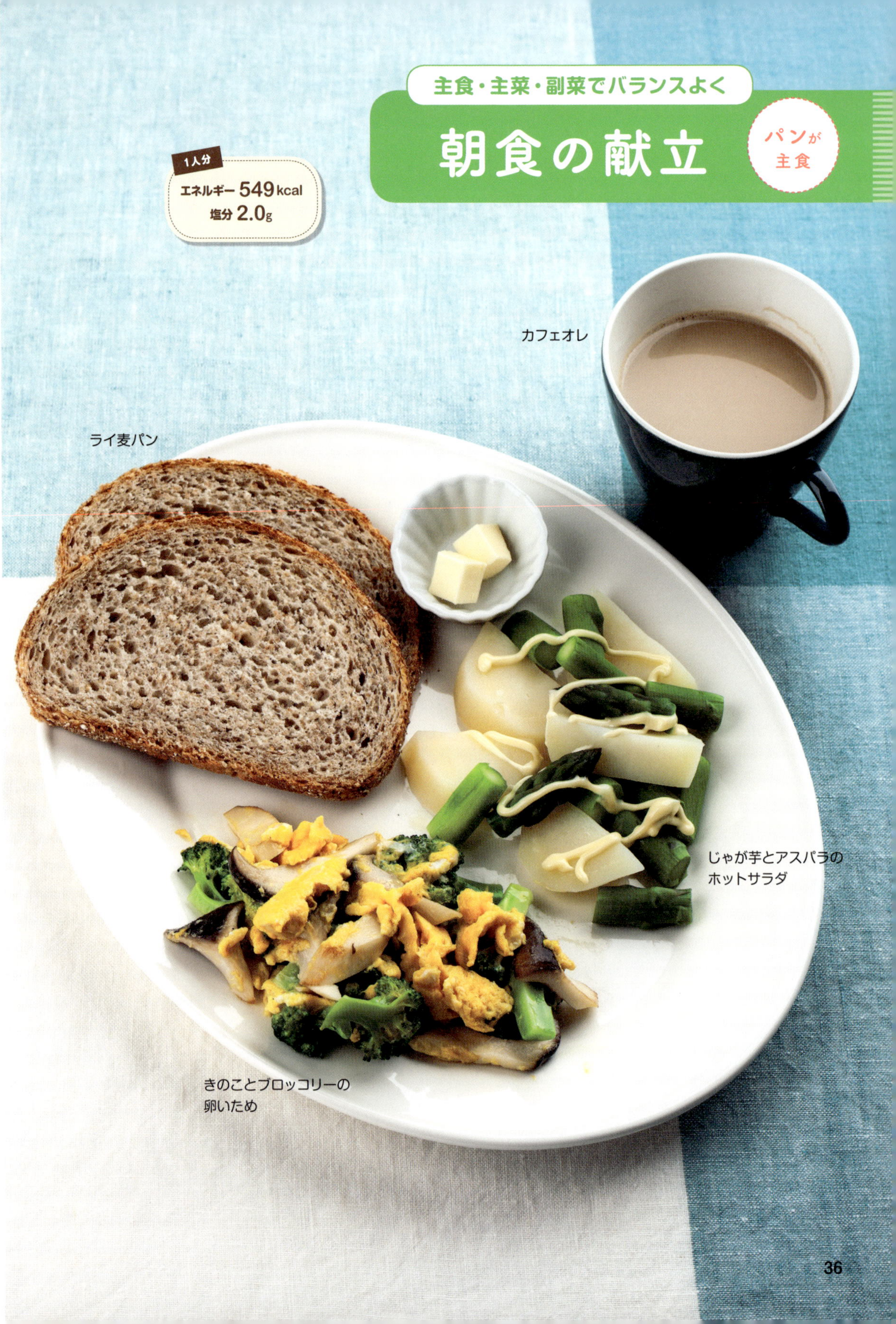

主菜にも副菜にも野菜をたっぷり使った献立です。
パンには塩分が含まれているので、バターを塗る場合は無塩バターにしましょう。

ライ麦パン

材料（1人分）

ライ麦パン……80g
無塩バター……小さじ1強（5g）

1人分 エネルギー 249kcal 塩分 1.0g

カフェオレ

材料（1人分）

牛乳……$\frac{3}{4}$カップ弱（150g）
インスタントコーヒー……2g

作り方

インスタントコーヒーを適量の湯（分量外）でとき、温めた牛乳を加える。

1人分 エネルギー 106kcal 塩分 0.2g

じゃが芋とアスパラのホットサラダ

材料（1人分）

じゃが芋……50g
グリーンアスパラガス……2本（40g）
マヨネーズ……小さじ1強（5g）

作り方

1 じゃが芋は皮をむいてくし形切りにし、少量の水をふってラップに包んで電子レンジ（600W）で1分30秒ほど加熱して火を通す。アスパラガスは食べやすい長さに切ってゆでる。
2 器に盛り合わせ、マヨネーズをかける。

1人分 エネルギー 80kcal 塩分 0.1g

きのことブロッコリーの卵いため

材料（1人分）

卵……小1個（50g）
エリンギ……小1本（40g）
ブロッコリー……小房2個（30g）
油……小さじ$\frac{1}{2}$
塩……ミニスプーン$\frac{1}{3}$強（0.5g）
こしょう……少量

作り方

1 エリンギは小さめの薄切りにする。ブロッコリーは小房に分ける。卵はときほぐす。
2 なべにバターをとかしてエリンギとブロッコリーをいため、塩とこしょうで調味する。
3 卵液を流し入れ、ざっくりと混ぜて火を通す。

1人分 エネルギー 113kcal 塩分 0.7g

主菜のバリエーション

チキンのりんごサラダ仕立て

ゆでた鶏肉をりんごと合わせてさっぱりと。
温野菜サラダや具だくさんスープなどと組み合わせて。

材料（1人分）

鶏むね肉（皮なし）……50g
りんご……30g
サウザンアイランドドレッシング……大さじ1
カテージチーズ……10g
ルッコラ……10g

作り方

1 鶏肉はゆでてさまし、細長く切る。りんごは皮つきのまま、厚めのいちょう切りにする。
2 1をドレッシングであえ、器に盛ってチーズとルッコラを飾る。

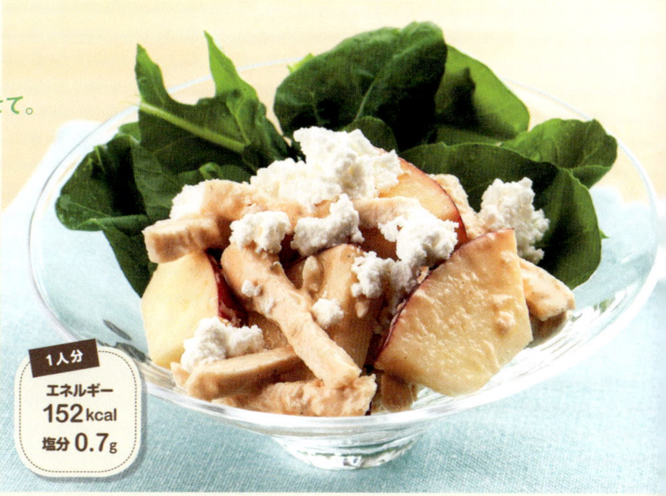

1人分 エネルギー 152kcal 塩分 0.7g

主食・主菜・副菜でバランスよく

朝食の献立

ごはんが主食

1人分
エネルギー 452 kcal
塩分 1.4 g

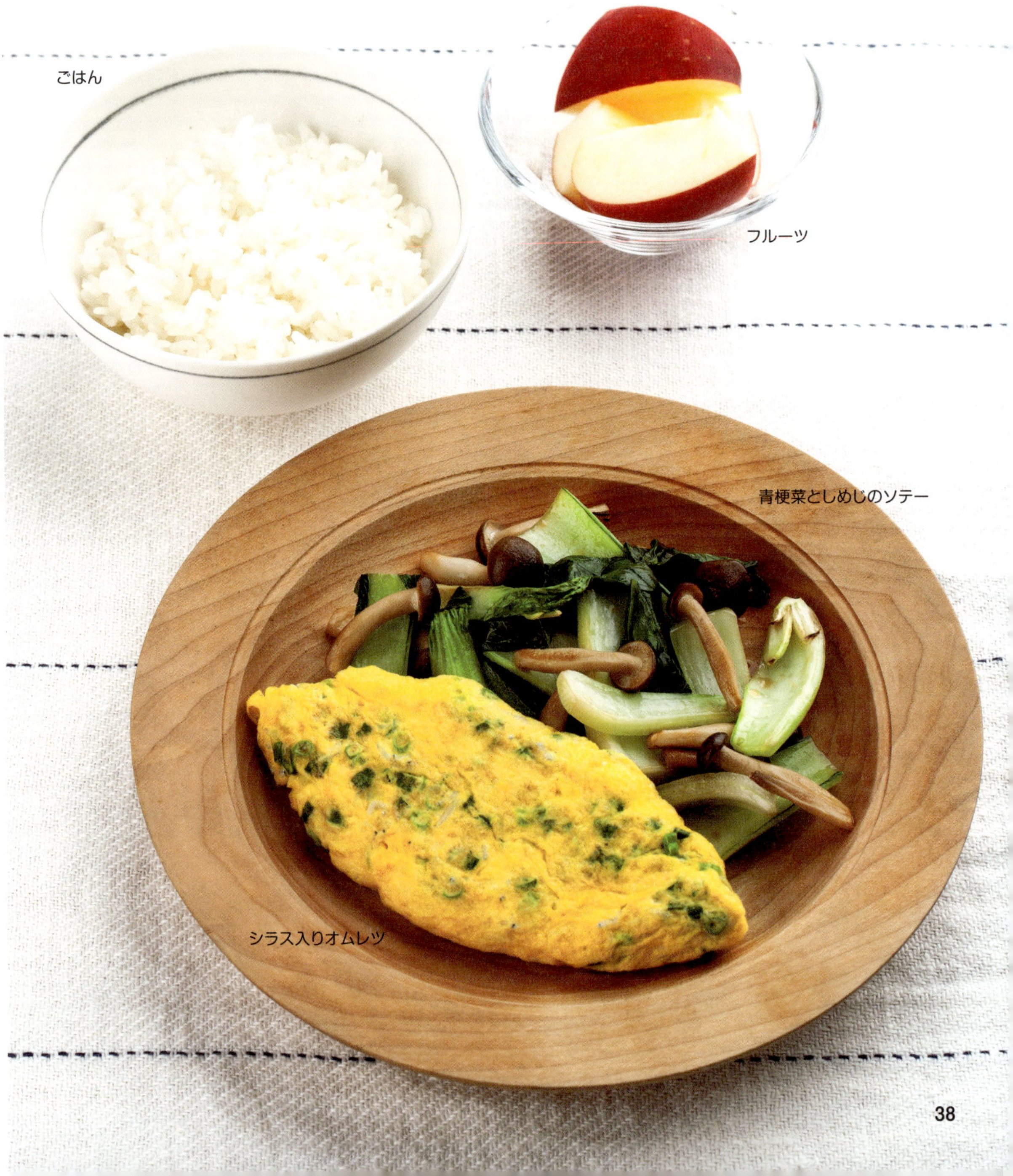
ごはん
フルーツ
青梗菜としめじのソテー
シラス入りオムレツ

汁物をつけると塩分が多くなりがちなので、ここでは卵料理と副菜だけのシンプルな献立に。
朝食にはみそ汁が欠かせないというかたは、汁を半量程度に減らすだけでも減塩になります。

ごはん（160g）

1人分 エネルギー 269kcal
塩分 0g

フルーツ

材料（1人分）

りんご……60g

1人分 エネルギー 36kcal
塩分 0g

青梗菜としめじのソテー

材料（1人分）

青梗菜……60g
しめじ……20g
ごま油……小さじ½
しょうゆ……小さじ½

作り方

1 青梗菜としめじは食べやすい大きさに切る。
2 フライパンにごま油を引き、青梗菜の根元としめじをいためる。
3 火が通ったら葉先を加えていため、しょうゆをまわし入れる。

1人分 エネルギー 30kcal
塩分 0.5g

シラス入りオムレツ

材料（1人分）

卵……小1個（50g）
シラス干し……10g
小ねぎ……2本（10g）
油……小さじ½

作り方

1 小ねぎは小口切りにし、シラス干しはさっと湯通しする。
2 ボールに卵をときほぐし、1を加えて混ぜる。
3 フライパンに油を引き、2を流し入れてオムレツを作る。

1人分 エネルギー 117kcal
塩分 0.9g

point!
調味料は使いませんが、シラスの塩分で適度な塩味がつきます。

主菜のバリエーション

アジと小松菜のしょうがじょうゆかけ

アジは三枚おろしなら食べやすくて調理も簡単。
副菜にはトマトサラダやきゅうりの酢の物などを。

材料（1人分）

アジ（三枚おろしにしたもの）……60g
小松菜……50g
ⓐ しょうがのすりおろし……小さじ1弱（5g）
ⓐ しょうゆ……小さじ1
ⓐ 酒……小さじ½強（3g）

作り方

1 アジはグリルまたはフライパンで焼く。小松菜はゆでて食べやすく切る。
2 アジと小松菜を器に盛り、ⓐを混ぜ合わせてかける。

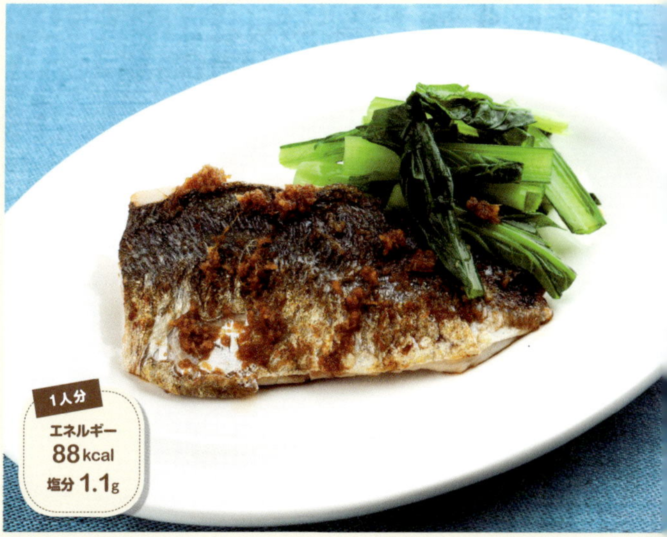

1人分 エネルギー 88kcal
塩分 1.1g

2品で栄養ばっちり！

らくらく朝ごはん

パンやごはんに卵や肉、野菜などをプラスして主食をボリュームアップ。オートミールやグラノーラなどミネラル豊富な主食を利用しても。

グラタン風トースト

手作りするホワイトソースは塩分控えめ。意外に簡単に作れます。ゆで卵をのせてたんぱく質をプラスします。

材料（1人分）

- 食パン（6枚切り）……1枚（60g）
- 無塩バター……小さじ1弱（3g）

ゆで卵……小½個（25g）

- 玉ねぎ……10g
- 無塩バター……小さじ½（2g）
- 小麦粉……小さじ⅔
- 牛乳……⅕カップ（40g）
- 塩……ミニスプーン¼（0.3g）

パセリのみじん切り……少量

作り方

1 ゆで卵は輪切りにする。玉ねぎは薄切りにする。

2 かためのホワイトソースを作る。なべにバターをとかして玉ねぎをいため、小麦粉を加えてさらにいため、牛乳と塩を加えて混ぜ合わせる。

3 パンにバターを薄く塗り、ゆで卵を並べる。2をかけてパセリを散らし、オーブントースターで焼く。

1品プラスで献立完成！

アスパラのチーズ焼き（93ページ）、にんじんしりしり（96ページ）のように、たんぱく質を含む野菜料理を副菜として組み合わせれば、栄養バランスがととのいます。

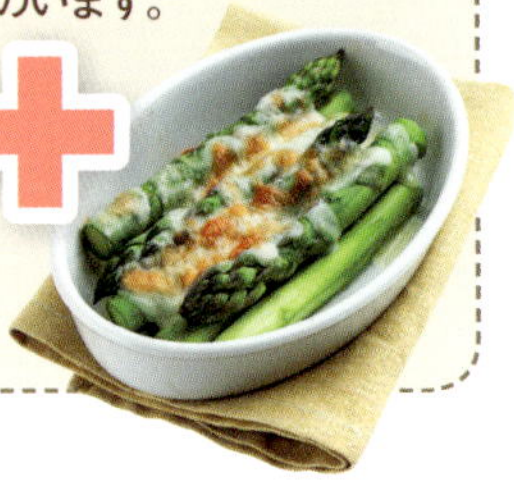

1人分
エネルギー 272kcal
塩分 1.2g

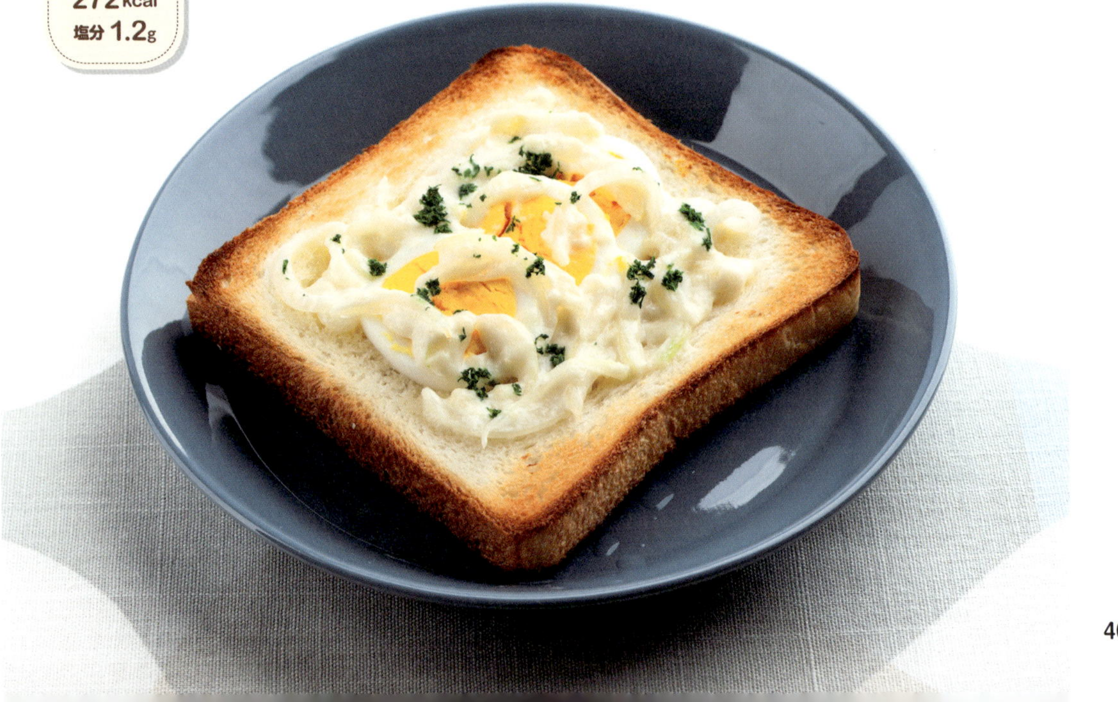

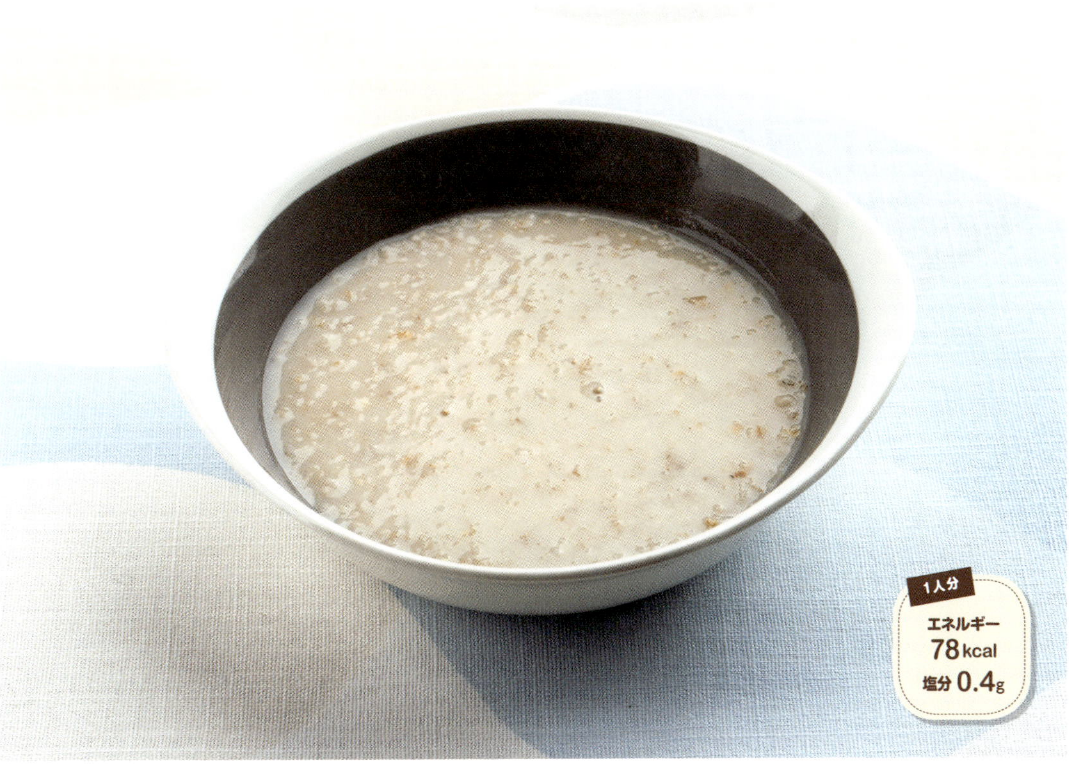

和風オートミールがゆ

食物繊維やミネラルが豊富なオートミール。
おかゆ風に仕立てれば、どんなおかずとも相性のよい主食になります。

材料（1人分）

- オートミール……………………20g
- 顆粒和風だし……………小さじ1/3
- 水………………………………120㎖

作り方

深めの耐熱皿にオートミール、水、顆粒だしを入れてラップをかけ、電子レンジ（600W）で1分30秒加熱し、とり出してかき混ぜる。

point!

やわらかめがお好みなら、電子レンジの加熱時間を30秒ずつ追加して調節してください。

電子レンジで調理したオートミールがゆをなべに移し、細かく刻んだ野菜を加えて煮たり、卵を落としたりして、ぞうすい風にアレンジしてもよいでしょう。

1品プラスで献立完成！

サバ缶とズッキーニのさっぱりいため（85ページ）のように、たんぱく質も野菜もとれて、ある程度エネルギーの高いおかずを組み合わせましょう。おかずのエネルギーが少ないときは、バナナを追加しても。

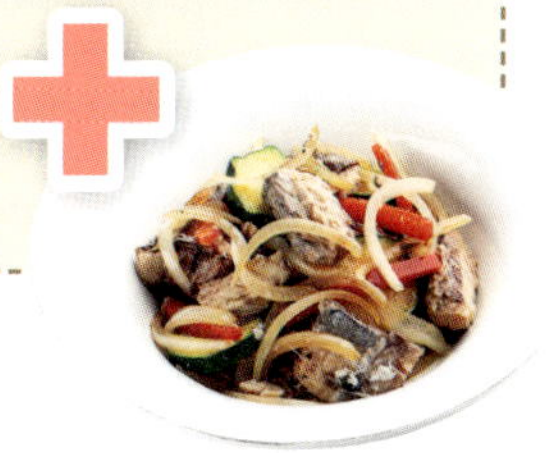

野菜ジュースリゾット

野菜ジュースは食塩無添加のものを使いましょう。
温泉卵をプラスすることで主菜と副菜を兼ねたリゾットに。

材料（1人分）

胚芽精米ごはん	100g
トマトベースの野菜ジュース(食塩無添加)	100g
玉ねぎ	40g
にんじん	30g
ズッキーニ	20g
固形コンソメ	小½個(2g)
温泉卵（市販品）	小1個(50g)
オリーブ油	小さじ1弱(3g)

作り方

1 玉ねぎ、にんじん、ズッキーニは8㎜大の薄切りにする。
2 なべに1とコンソメ、ひたひたの水（分量外）を入れてやわらかくなるまで煮る。
3 野菜ジュースを加えて少し煮詰めたら、ごはんを加え、好みのやわらかさに煮る。
4 器に盛って温泉卵をのせ、オリーブ油をまわしかける。

1品プラスで献立完成！

リゾットが主菜と副菜を兼ねていますが、エネルギーがやや少なめなので、くだものや乳製品をプラスしましょう。ヨーグルトと好みのくだものを合わせたフルーツヨーグルト（46ページ）がおすすめです。

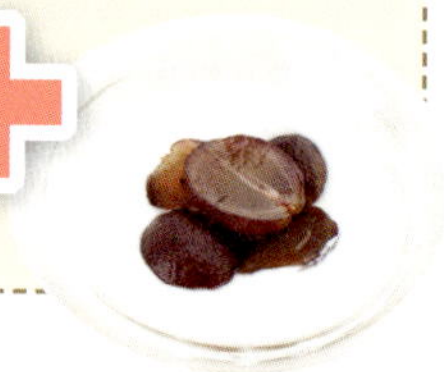

1人分
エネルギー 321kcal
塩分 1.1g

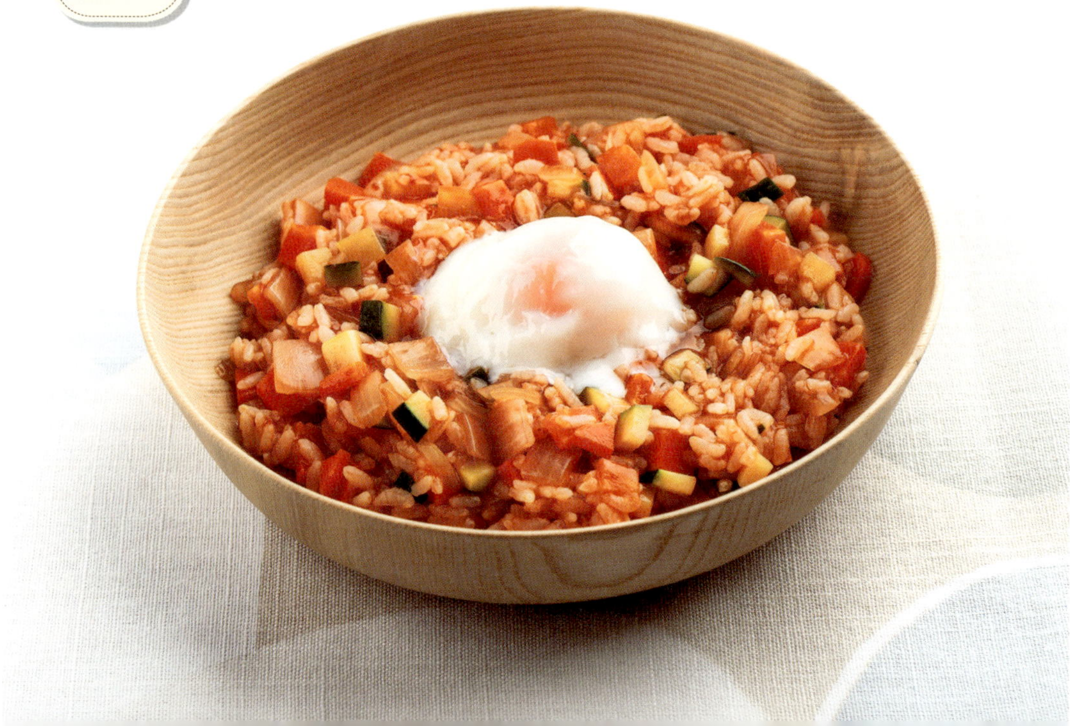

column

野菜不足を手軽に補う

野菜ジュースの選び方

外食や、スーパーやコンビニで買って食べる中食《なかしょく》が続いて、野菜が不足していると感じたときには、食事に野菜ジュースをプラスしてみませんか？ 豊富な種類の野菜ジュースが売られているので、パッケージをよく見て、原材料などを確かめて選ぶようにしましょう。

果汁入りの野菜ジュースは、りんごやオレンジといったくだものの甘味があって飲みやすいのですが、果汁が入っている分、野菜の量は少なくなります。また、果汁入りの野菜ジュースの中には砂糖を加えて甘味を出しているものもあります。これは栄養的には清涼飲料水とあまり変わらず、野菜不足を補うには適していません。野菜の代わりとしてとるなら、果汁を含まない「野菜汁100%」のものを選びましょう。

トマトミックスジュースなどでは、飲みやすい味にするために食塩を添加しているものもありますので、「食塩無添加」と明記されたものを選ぶと安心です。

メーカーによりますが、150 gの野菜ジュースを飲んだ場合、同量の野菜を摂取した場合のビタミン・ミネラルの含有量に近づけるくふうをしているようです。ただし、食物繊維の含有量は野菜ジュースでは少なくなります。

緑黄色野菜を多く使用した野菜ジュースには、抗酸化物質であるβカロテンが特に多く含まれています。抗酸化ビタミンには、活性酸素による悪影響を抑制し、動脈硬化を予防する効果があります。緑黄色野菜をしっかり食べることは、血管のしなやかさを保ち、心臓を守ることにもつながるのです。

野菜ジュースも補助的にとり入れながら、毎日の食事の栄養バランスをじょうずにととのえていきましょう。

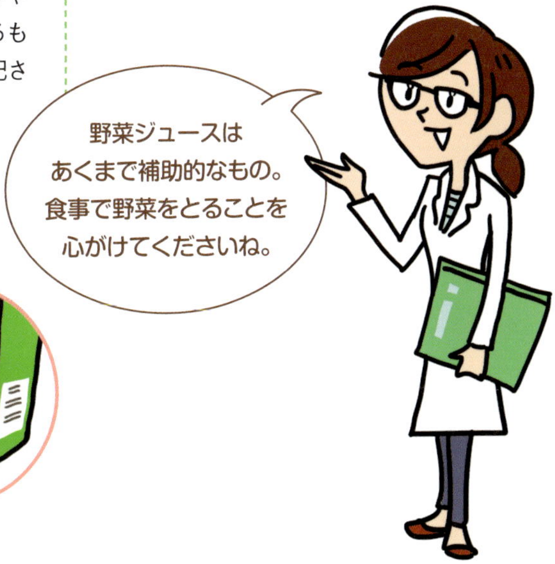
野菜ジュースは
あくまで補助的なもの。
食事で野菜をとることを
心がけてくださいね。

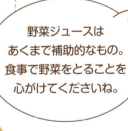

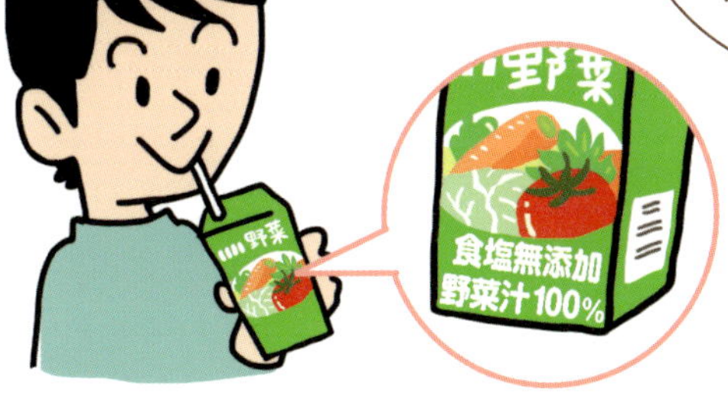
野菜
食塩無添加
野菜汁100%

ゴクッと1杯で栄養補給!

手作りドリンク

ここで紹介する飲み物はすべて塩分ほぼゼロ。
朝食にプラスするのもおすすめです。

ほうじ茶ラテ

ホットでもアイスでも楽しめます。
ほうじ茶と牛乳の割合は好みで調整してください。

材料（1人分）

ほうじ茶……………………………………1/4カップ
牛乳……………………………1/2カップ弱（100g）

作り方

濃いめのほうじ茶をいれ、牛乳を加える。

point!

ほうじ茶はカフェイン量がコーヒーの約1/3と少ないので、カフェインによる寝つきの悪さを気にせずに夜でも安心して飲めます。

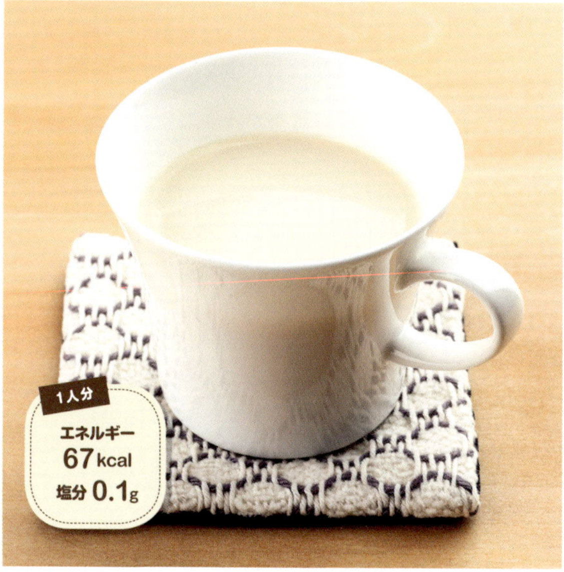
1人分
エネルギー
67kcal
塩分0.1g

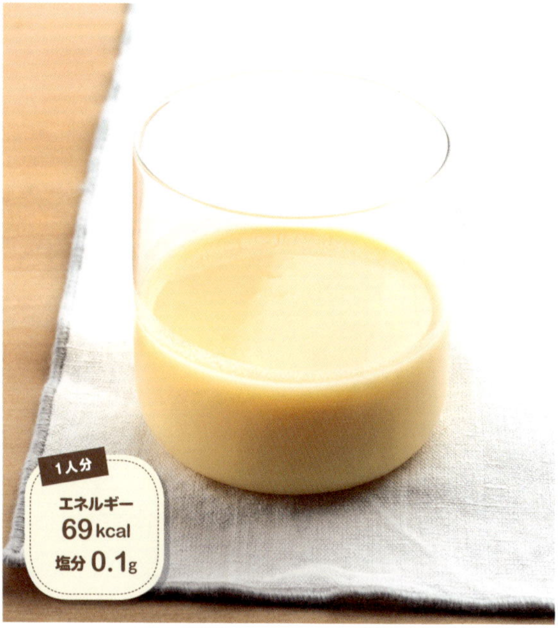
1人分
エネルギー
69kcal
塩分0.1g

ヨーグルトドリンク

果汁100%ジュースを混ぜるだけで、
砂糖を入れなくてもほどよい甘さになります。

材料（1人分）

プレーンヨーグルト……………1/4カップ弱（50g）
オレンジジュース（果汁100%）…………1/2カップ

作り方

グラスにヨーグルトとジュースを入れてよく混ぜ合わせる。

point!

オレンジ以外の果汁100%ジュースを使ってもかまいませんが、栄養の面から考えると、最もビタミンCを多く含むオレンジジュースがおすすめです。

ハニービネガードリンク

フルーツビネガーの酸味で体が目覚めます。
すっぱいのが苦手なら炭酸水を増やしてもOK。

材料（1人分）

りんご酢……大さじ2⅔
はちみつ……大さじ1
炭酸水……180mℓ

作り方

りんご酢にはちみつを入れてよく混ぜ合わせ、炭酸水で割る。

point!

酢に含まれるクエン酸は疲労回復やミネラルの吸収に役立つなどの効果があります。一方、酸には胃粘膜に刺激を与える作用もあるので、空腹時や就寝前に飲むのは避けましょう。

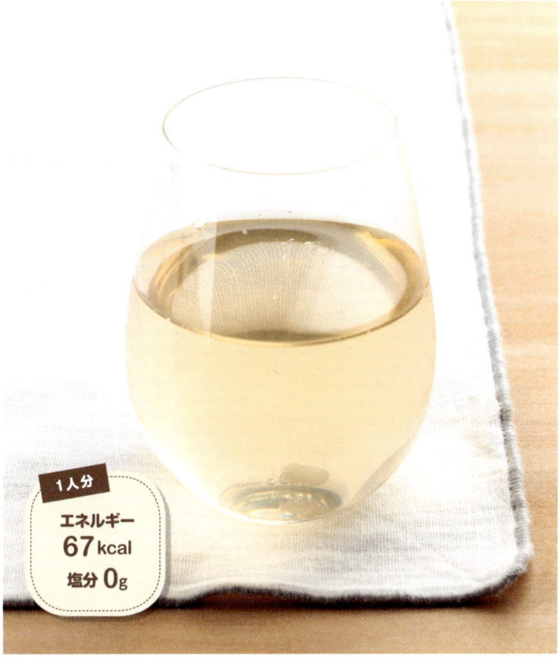

1人分
エネルギー 67kcal
塩分 0g

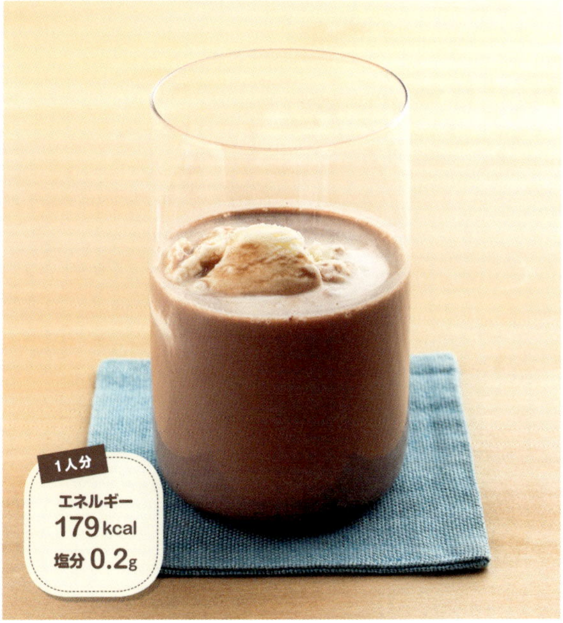

1人分
エネルギー 179kcal
塩分 0.2g

ココアフロート

アイスクリームの甘味があるので、
砂糖を含まない純ココアを使いましょう。

材料（1人分）

牛乳……¾カップ弱（150g）
ココアパウダー……4g
アイスクリーム……30g

作り方

1 ココアパウダーに小さじ2杯ほどの湯（分量外）を加えて練り、牛乳を入れて混ぜる。
2 グラスに注ぎ、アイスクリームを浮かべる。

point!

ココアには、抗酸化作用のあるポリフェノールが含まれています。

めんや丼でバランスよく！

昼食の献立

1人分
エネルギー 651 kcal
塩分 2.3 g

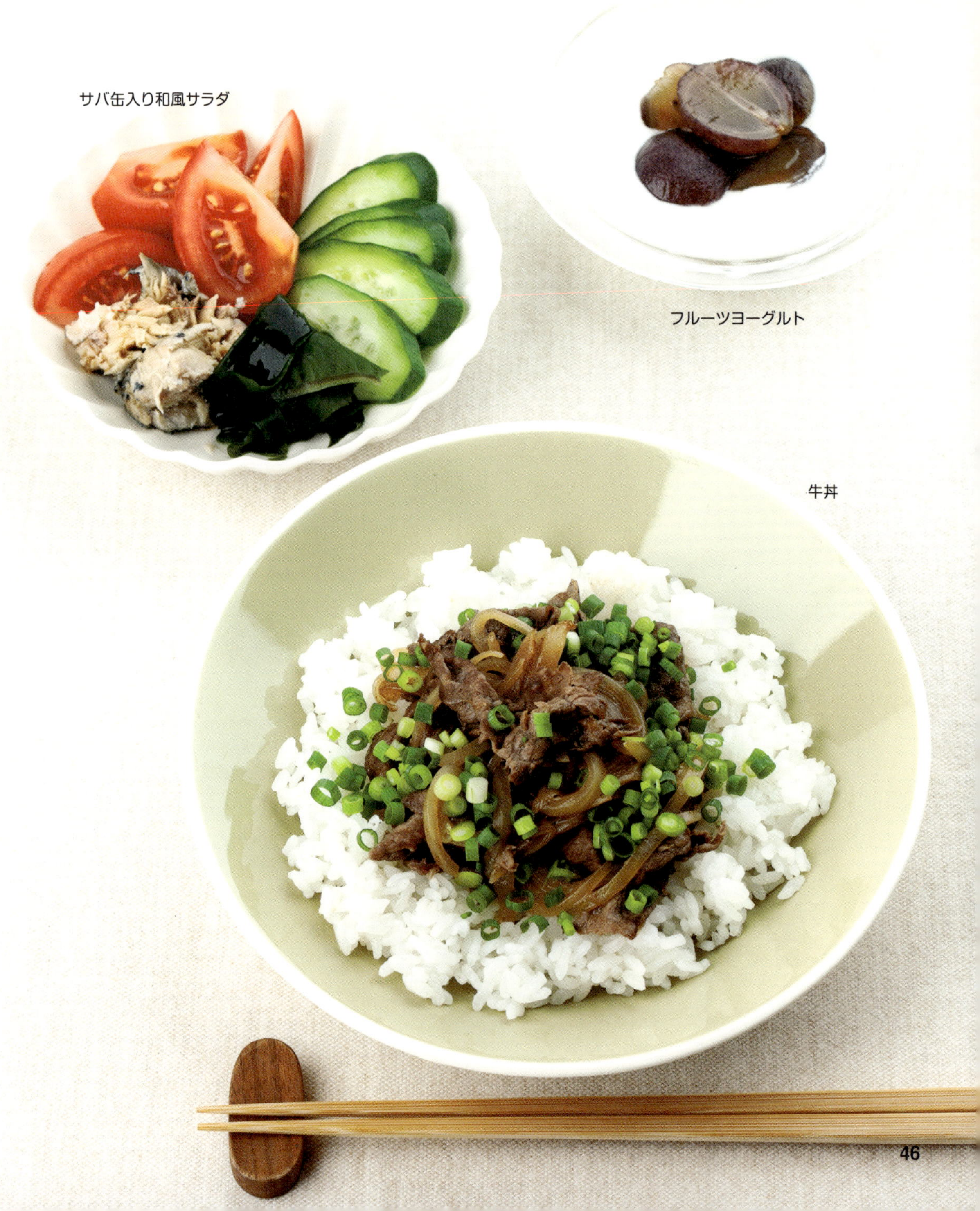
サバ缶入り和風サラダ
フルーツヨーグルト
牛丼

牛丼は、外食よりも手作りのほうが、塩分を大幅に控えることができます。
サラダにはツナ缶が定番ですが、サバ缶も意外に合います。ポン酢や和風ドレッシングでさっぱりと。

フルーツヨーグルト

材料（1人分）

ぶどう（種なしのもの）……50g
プレーンヨーグルト……80g

作り方

ぶどうは皮をむいて半分に切り、ヨーグルトと合わせて器に盛る。

1人分　エネルギー 79kcal　塩分 0.1g

point!

キウイフルーツやりんご、かき、ブルーベリーなどもヨーグルトに合います。

サバ缶入り和風サラダ

材料（1人分）

サバ水煮缶詰め……20g
トマト……40g
きゅうり……20g
わかめ（乾）……1g
ポン酢しょうゆ……小さじ1

作り方

1 トマトはくし形、きゅうりは斜め薄切りにする。わかめはもどして食べやすい大きさに切る。
2 器に1とサバ缶を盛り合わせ、ポン酢しょうゆをかける。

1人分　エネルギー 54kcal　塩分 0.9g

牛丼

材料（1人分）

ごはん……160g
牛肩ロース肉……70g
玉ねぎ……80g
油……小さじ½
ⓐ しょうゆ……小さじ1⅓
ⓐ 砂糖……小さじ1
ⓐ 酒……小さじ½強（3g）
小ねぎ……1本（5g）

作り方

1 玉ねぎは薄切り、小ねぎは小口切りにする。
2 フライパンに油を引き、牛肉を入れていためる。玉ねぎを加えてさらにいため、玉ねぎがやわらかくなったらⓐで調味する。
3 器にごはんをよそい、2をのせる。小ねぎを散らす。

1人分　エネルギー 518kcal　塩分 1.2g

副菜のバリエーション

「サバ缶入り和風サラダ」と同様にたんぱく質を含む副菜としては、「ほうれん草のツナフレークあえ」や「オクラとトマトの洋風お浸し」があります。どちらも冷凍野菜を利用して手軽に作れます。

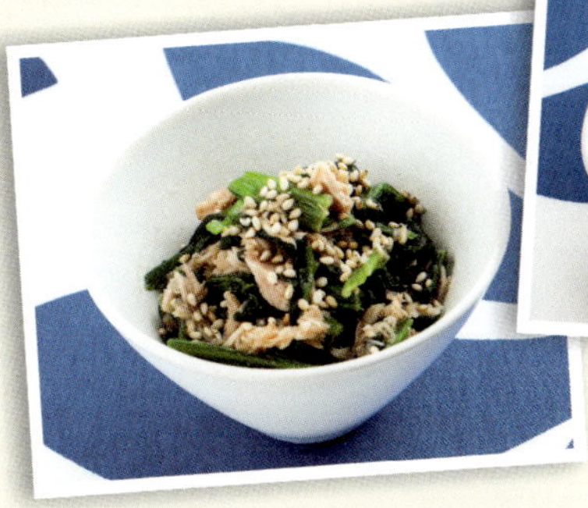

ほうれん草のツナフレークあえ
(100 ページ)

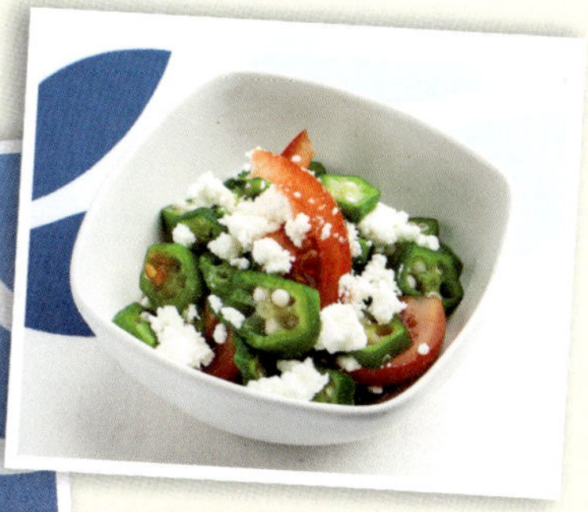

オクラとトマトの洋風お浸し
(103 ページ)

具だくさんでおかずを兼ねる

お昼のめん・どんぶり

めんやどんぶりを具だくさんにすれば、
主菜や副菜を兼ねるので、一品だけで
ほぼ栄養バランスがととのいます。

ツナとトマトソースのパスタ

リコピンが豊富なトマトをたっぷり使ったシンプルなパスタです。
たんぱく質が少なめなので、朝食や夕食で多めにとって補いましょう。

材料（1人分）

スパゲティ(乾)	80g
トマト水煮缶詰め（ホール・食塩無添加）	100g
にんにく	1g
オリーブ油	小さじ1強（5g）
ⓐ 砂糖	小さじ1/3
ⓐ 酒	小さじ1/2強（3g）
ⓐ 塩	ミニスプーン1弱（1g）
ツナ油漬け缶詰め	20g
バジル	3g

作り方

1 にんにくはみじん切りにする。バジルは細切りにする。
2 なべに油とにんにくを入れて弱火にかけ、色づいてきたらトマト缶を加え、つぶしながら煮る。
3 ⓐを加えてさらに煮詰める。
4 スパゲティをゆでて3に加え、全体を混ぜ合わせて器に盛る。
5 ツナ缶の油を軽くきり、4にのせてバジルを飾る。

1人分
エネルギー 431kcal
塩分 1.2g

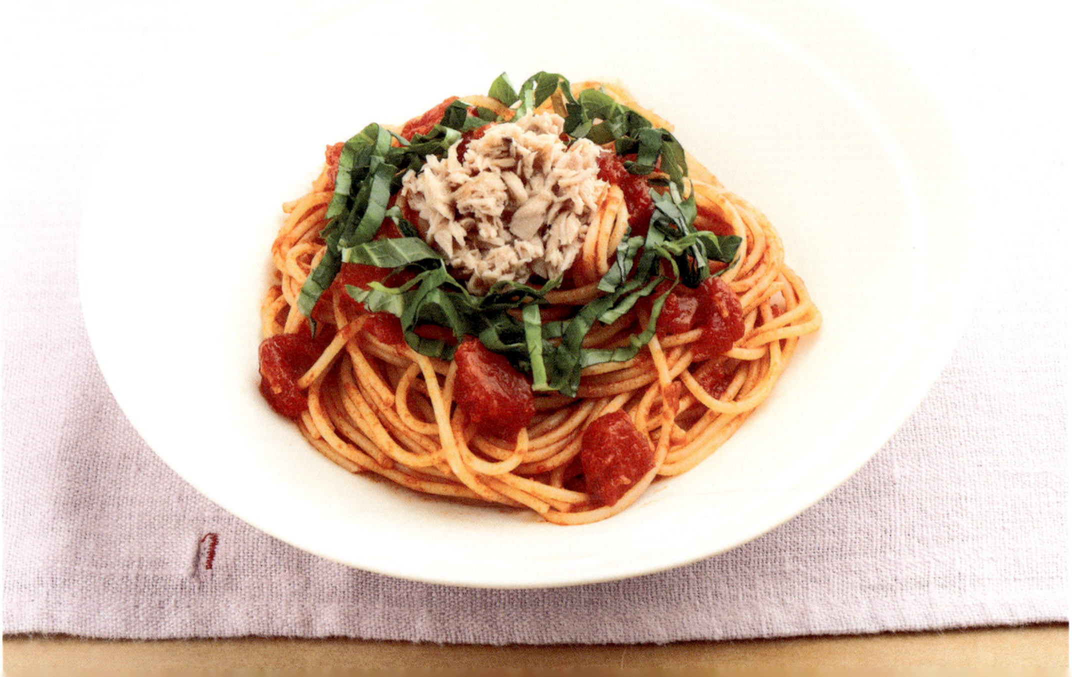

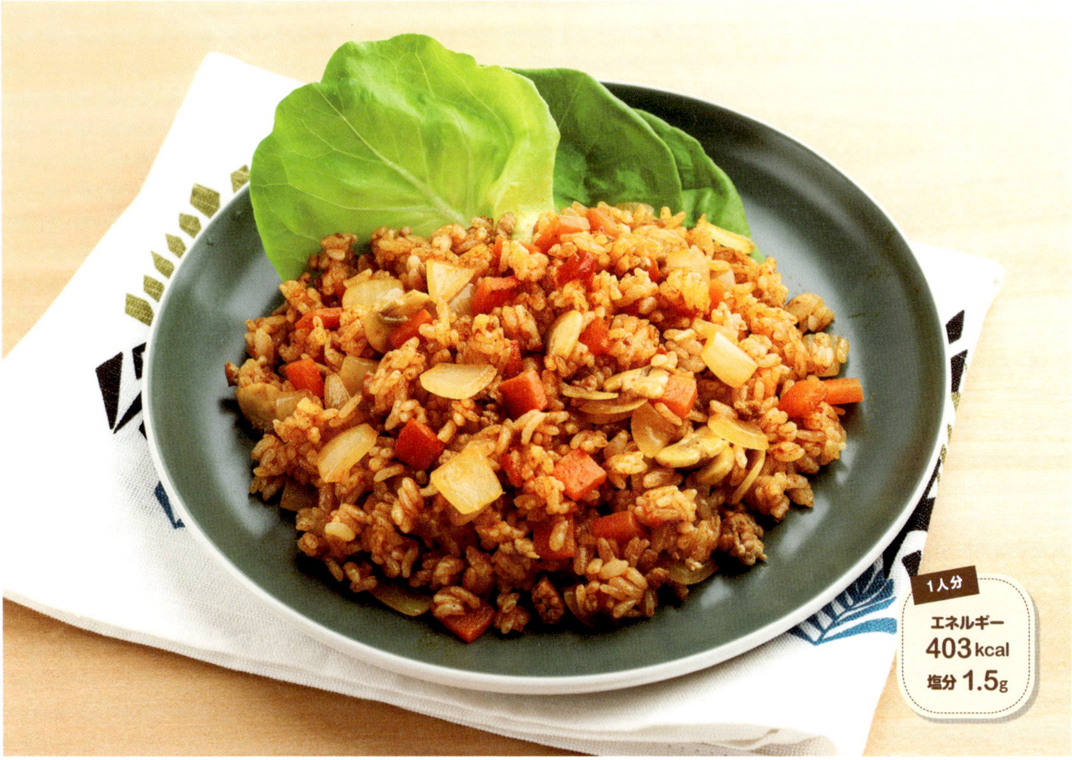

カレーチャーハン

カレー粉とともにトマト水煮缶詰めを加えることで、こくのある味わいに。
さらに目玉焼きを添えれば、たんぱく質が補えて栄養価アップ！

材料（1人分）

- ごはん……150g
- 豚ひき肉……40g
- 玉ねぎ……40g
- にんじん……20g
- マッシュルーム……1個（10g）
- にんにく……1g
- 油……小さじ½
- ⓐ
  - カレー粉……小さじ1
  - 砂糖……小さじ⅓
  - トマト水煮缶詰め（ホール・食塩無添加）……30g
  - 塩……ミニスプーン1⅓強（1.5g）
- サラダ菜……10g

作り方

1 玉ねぎ、にんじんは1㎝大の薄切り、にんにくはみじん切り、マッシュルームは薄切りにする。

2 フライパンに油を引き、にんにくと豚ひき肉を入れていためる。

3 玉ねぎとにんじんを加えていためる。やわらかくなったらマッシュルームを加え、ⓐを加えて調味する。

4 ごはんを加えて全体を混ぜ合わせる。

5 器に盛り、サラダ菜を添える。

あんかけ焼きそば

具の種類が豊富なので、この一品でたんぱく質もビタミンもしっかりとれます。
めん料理は、汁のないもののほうが塩分をおさえられるのでおすすめです。

材料（1人分）

┌	蒸し中華めん	150g
└	油	小さじ½
	豚もも肉	40g
	エビ（ブラックタイガー）	30g
	干ししいたけ	0.5g
┌	白菜	70g
│	青梗菜	⅓株（30g）
│	にんじん、たけのこの水煮	各20g
└	パプリカ（赤）	10g
	しょうが	1g
	油	小さじ1弱（3g）
ⓐ	顆粒中華だし	小さじ½
ⓐ	水	½カップ
ⓐ	酒	小さじ½強（3g）
ⓐ	塩	ミニスプーン⅓強（0.5g）
┌	かたくり粉	小さじ1
└	水	小さじ1
	ごま油	ミニスプーン½強（0.5g）

作り方

1 エビは殻をむいて背わたを除く。干ししいたけはもどして食べやすい大きさに切る。しょうがはみじん切り、豚肉、野菜は食べやすい大きさに切る。

2 なべに油としょうがを入れて火にかけ、香りが出たら豚肉とエビを加えていためる。エビは火が通ったらとり出す。

3 2のなべに野菜を入れていため、ⓐを加える。煮立ったら、水どきかたくり粉でとろみをつけ、ごま油をまわし入れる。

4 中華めんは袋に穴をあけ、袋ごと電子レンジ（600W）で1分ほど温めてほぐし、油を引いたフライパンで、両面に軽く焦げ目をつける。

5 器に4のめんを盛り、3のあんをかけてエビをのせる。

1人分
エネルギー 468kcal
塩分 2.0g

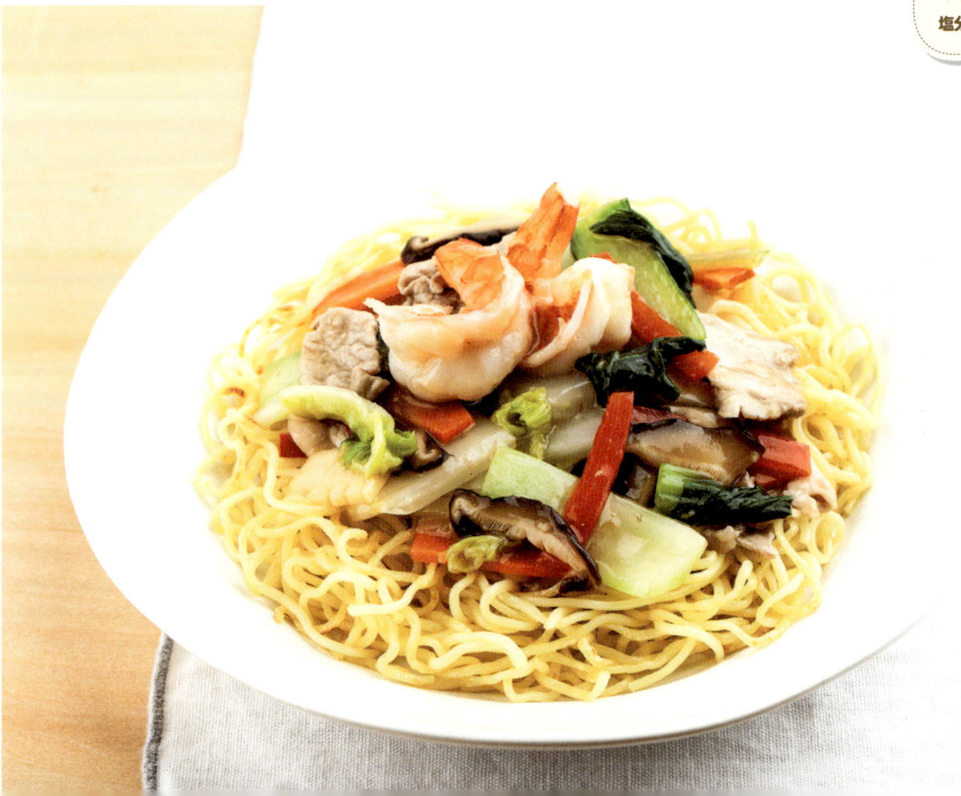

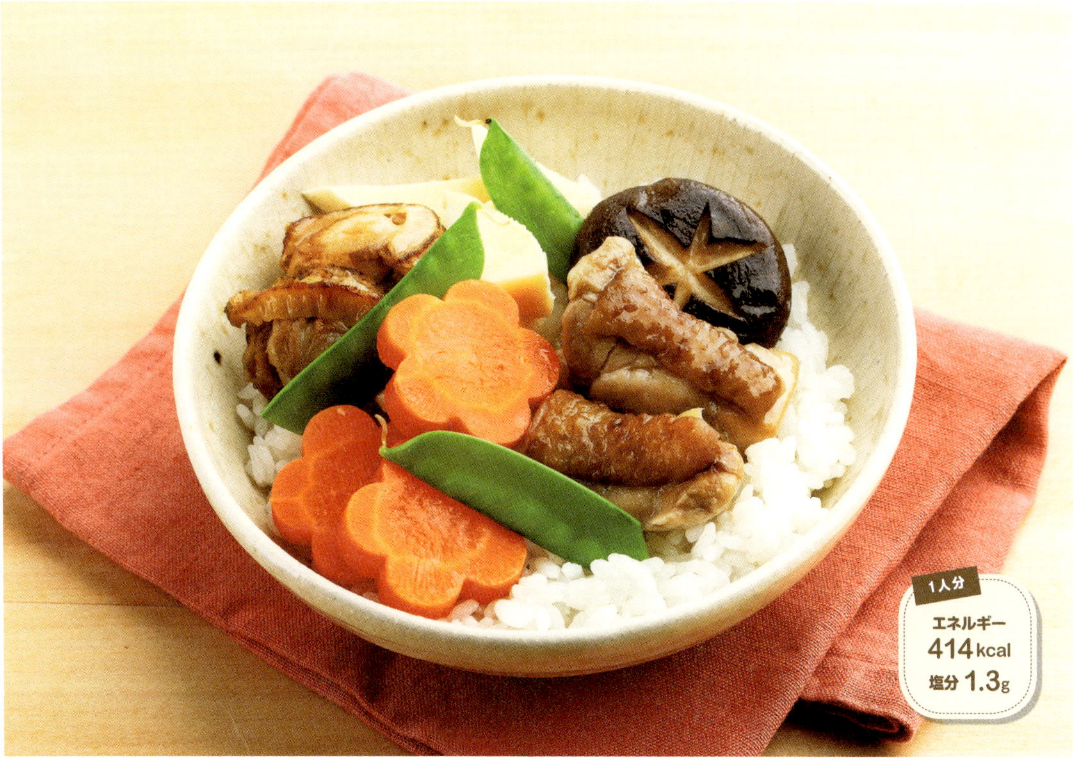

釜めし風ごはん

目にもおいしい釜めし風のどんぶり。お弁当にもぴったりです。
具材の味つけに変化をもたせているので、一品でいろいろな味が楽しめます。

材料（1人分）

ごはん……150g

- 鶏もも肉（皮つき）……40g
- しょうゆ……小さじ2/3
- 砂糖……小さじ1/3
- 油……小さじ1/4

- ホタテ貝……30g
- しいたけ……10g
- しょうゆ……小さじ1/2
- 無塩バター……小さじ1強（3g）

- にんじん……20g
- たけのこの水煮……20g
- カツオだし……大さじ2
- 砂糖……小さじ1/3

さやえんどう……3g

作り方

1 鶏肉はそぎ切りにし、しょうゆと砂糖で下味をつけ、フライパンに油を引いて焼く。
2 ホタテ貝としいたけはバターで焼き、しょうゆで調味する。
3 にんじんとたけのこは食べやすい大きさに切り、だしと砂糖で煮含める。さやえんどうは色よくゆでる。
3 器にごはんをよそい、具材を彩りよく並べる

point!

鶏肉は焼く前に下味をしみ込ませておくと、少ない調味料でもしっかりと味を感じられます。

昼食を手軽に
すませたいときは……

中食に「ちょい足し」して栄養バランスをととのえる！

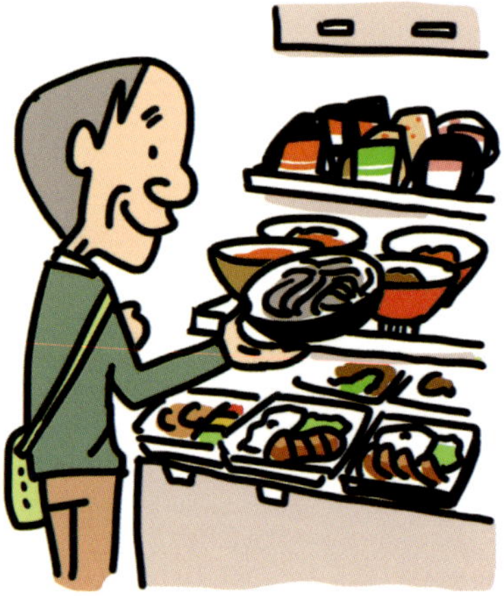

中食《なかしょく》とは、市販の総菜やお弁当を、購入した店以外の場所で食べること。つまり、コンビニやスーパーで買ったものを自宅や職場で食べるのが中食です。

市販の総菜やお弁当にはさまざまな種類がありますが、共通する特徴として、味つけが濃いこと、野菜が少ないことが挙げられます。お弁当はエネルギーが高く、フライなどの油ものが多い商品が目立ちます。

栄養バランスの偏りは、簡単な一品を追加する「ちょい足し」でととのえましょう。

中食で気をつけたいポイント

❶ 主食、主菜、副菜をなるべくそろえる

たとえば、おにぎりは主食なので、主菜にあたるたんぱく質のもの、副菜にあたる野菜などを組み合わせ、献立をととのえましょう。

❷ お弁当の漬物は食べずに残す

市販品は総じて味つけが濃いため、おかずだけでも塩分が多めです。漬物は食べずに残して塩分を調整しましょう。

❸ しょうゆやソースは使わないか少量に

揚げ物などは、付属の調味料を使わなくても充分に味がついている場合がほとんどです。使う場合はごく少量に。

❹ 栄養成分表示を見て選ぶ

エネルギーや塩分が多すぎないかどうか、栄養成分表示をチェックすることを習慣づけてください。

「食塩相当量」と「ナトリウム」

市販品の栄養成分表示には、塩分を示す「食塩相当量」が表示されていることも多いですが、商品によっては表示がない場合もあります。その場合は、下の計算式を使えば、ナトリウムの量から食塩相当量（塩分）を算出することができます。

ナトリウム量（mg）× 2.54 ÷ 1000 ＝食塩相当量（g）

ざるそばに ちょい足し！

ざるそばは、つゆに塩分が多く含まれています。薬味やわさびの風味とともに味わい、つゆをたっぷりつけないようにしましょう。つゆを飲むのはやめてください。

組み合わせる料理は、卵焼きや天ぷらなど、塩分が少なくたんぱく質を補えるものがおすすめです。

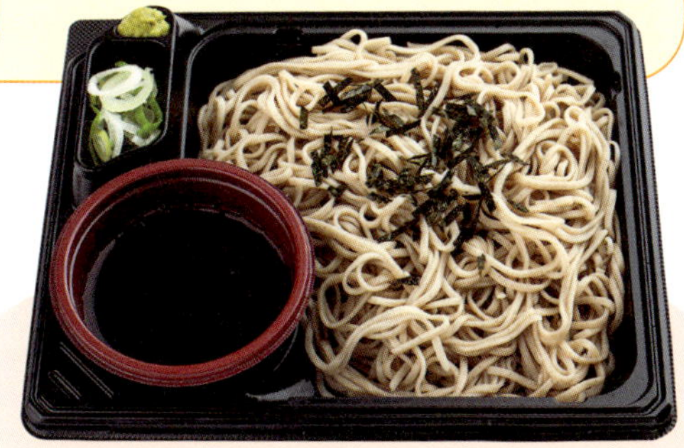

ざるそば　1人分　エネルギー 336kcal　塩分 2.0g

納豆とろろ

1回分ずつ小分けになっている冷凍とろろは、ちょい足しに便利です。
納豆も加えてたんぱく質を補いましょう。

材料（1人分）

冷凍とろろ………30g
納豆………$\frac{1}{2}$パック（20g）
焼きのり………0.3g

作り方

1 冷凍とろろを解凍する。
2 納豆をかき混ぜ、1とともに器に盛り、焼きのりをちぎってのせる。

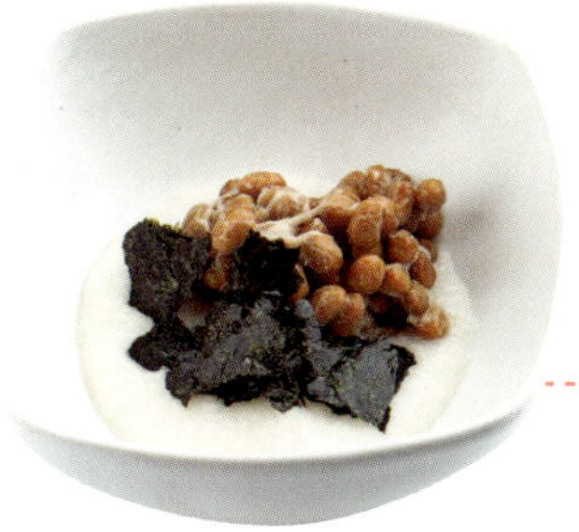

1人分　エネルギー 73kcal　塩分 0g

だし巻き卵 おろし大根添え

市販のだし巻き卵はやや味が濃いですが、おろし大根を添えるとちょうどよい味になり、不足しがちな野菜もとれます。

材料（1人分）

だし巻き卵（市販品）………60g
大根………40g

作り方

1 大根はすりおろす。
2 市販のだし巻き卵を切り分けて器に盛り、おろし大根を添える。

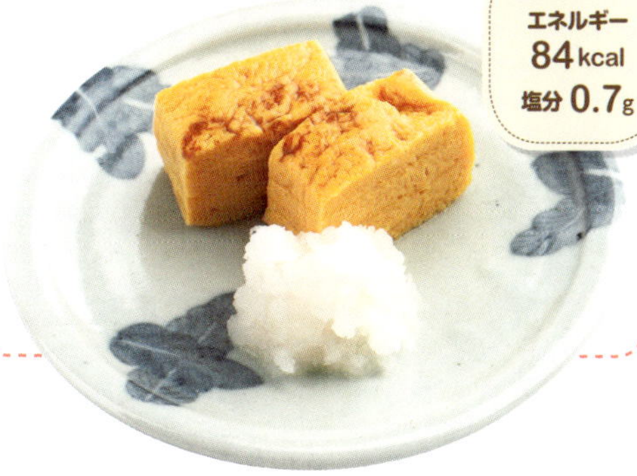

1人分　エネルギー 84kcal　塩分 0.7g

コンビニで買う場合は…

ざるそばにおにぎりを足すのは、主食が重複して栄養バランスが偏ってしまうのでNG。豆腐やささ身などのたんぱく質を含むサラダなら、主菜と副菜を同時に補えるので理想的です。

おにぎりに ちょい足し!

市販のおにぎりは、具にもごはんにも塩分が含まれています。組み合わせるなら、塩分の少ないものが向いています。おにぎりの具だけでは、たんぱく質も足りないので、ちょい足しで補いましょう。ごはんの量は1個あたり約100gなので、2個を目安に食べてください。

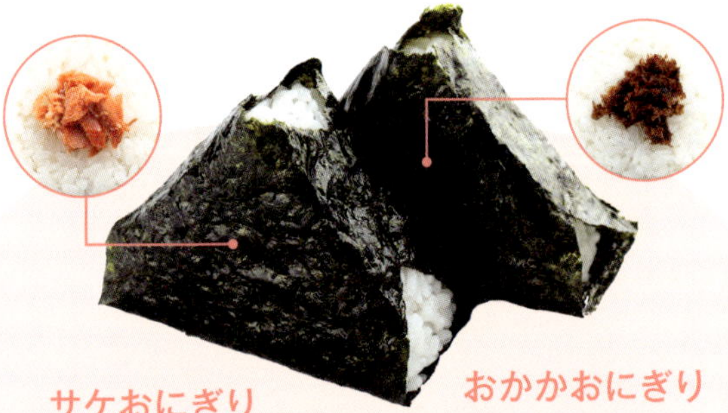

サケおにぎり
1人分 エネルギー 175kcal 塩分 0.8g

おかかおにぎり
1人分 エネルギー 185kcal 塩分 1.0g

＋ 温泉卵

やわらかくて食べやすく消化もよいので、たんぱく質のちょい足しに最適です。さらに野菜ジュースをプラスするとベスト!

材料(1人分)

温泉卵……………………………………50g
めんつゆ(3倍濃縮)…………小さじ½弱(3g)
水……………………………小さじ1強(6g)

作り方

温泉卵に水で割っためんつゆをかける。

※添付のつゆがあれば、それをかけてもかまいません。塩分はこのレシピと同程度です。

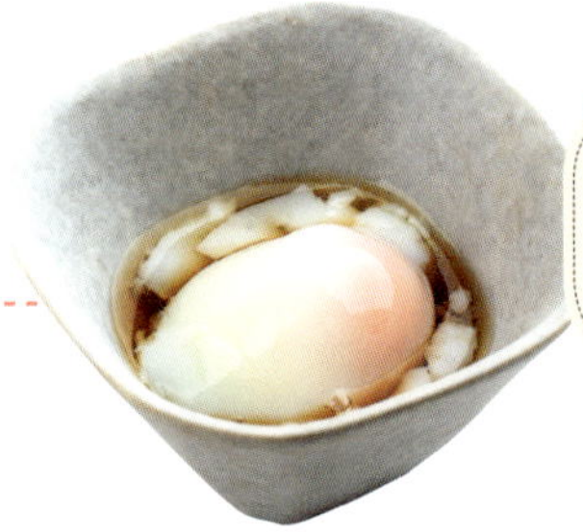

1人分
エネルギー 78kcal
塩分 0.5g

＋ ほうれん草とささ身のからしあえ

ビタミン豊富な青菜に良質なたんぱく質がとれるささ身を合わせて。からしの風味で塩分も控えめです。

材料(1人分)

ほうれん草…………………………3株(60g)
鶏ささ身…………………………½本(20g)
練りからし…………ミニスプーン½(0.5g)
しょうゆ……………ミニスプーン1弱(1g)

作り方

1 ほうれん草はゆでて3cm長さに切る。
2 ささ身はゆでて細めに裂く。
3 1と2を合わせ、からしじょうゆであえる。

※冷凍ほうれん草を使えばさらに手軽です。

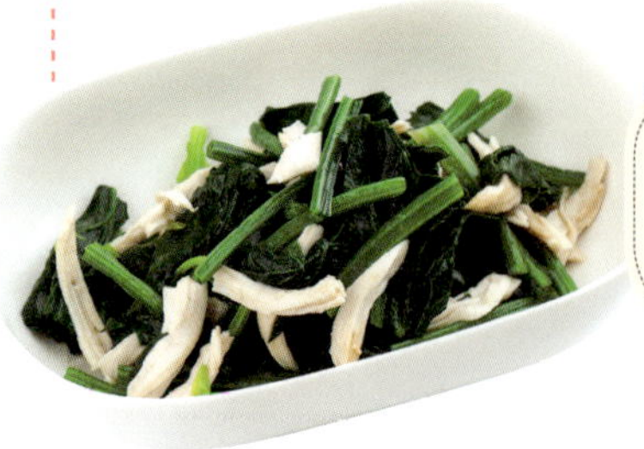

1人分
エネルギー 35kcal
塩分 0.2g

のり巻きとおにぎりの違いは?

のり巻きは、酢めしにも具にも塩分が含まれ、おにぎりよりも塩分が多めです。しょうゆはつけずに食べましょう。おにぎり同様、塩分の少ないものを組み合わせてください。

サンドイッチに ちょい足し!

具材によって違いがありますが、マヨネーズなどが使われているため脂質が多く、意外に高エネルギー。野菜たっぷりに見えるものもありますが、実際にはそれほど多くありません。卵やツナなど具でたんぱく質はある程度とれるので、野菜やフルーツを足すとよいでしょう。

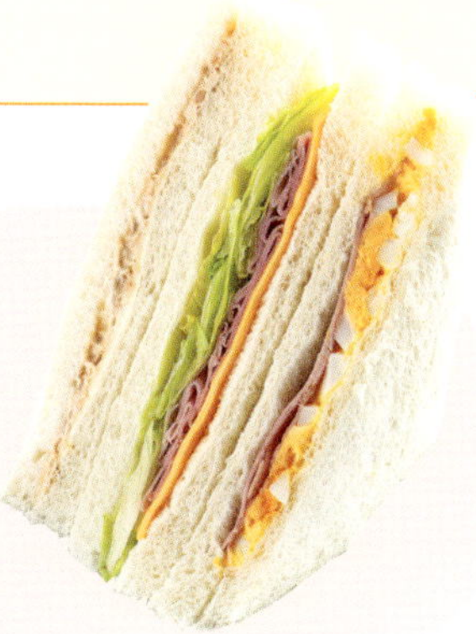

ミックスサンド
1人分 エネルギー 314kcal 塩分 1.6g

野菜ジュース&カクテルフルーツ

野菜ジュースは食塩無添加のものを。フルーツは3種類そろえなくてもOKです。

材料(1人分)

トマトベースの野菜ジュース(食塩無添加)……150g
キウイフルーツ、グレープフルーツ………各30g
パイナップル……………………………………25g

作り方

フルーツは皮をむいて一口大に切り、器に盛り合わせる。

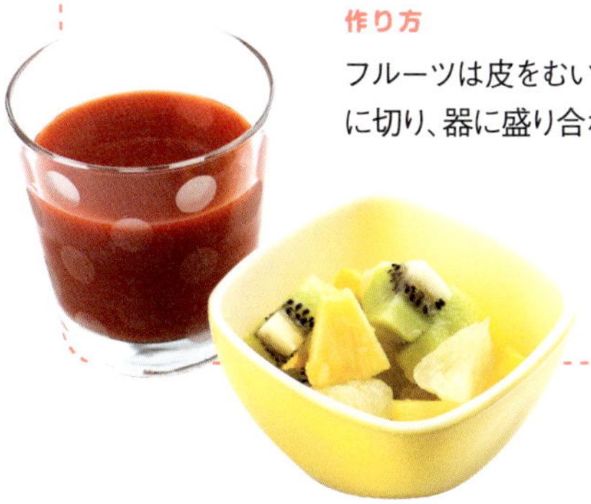

1人分
エネルギー 66kcal
塩分 0g

ポテトサラダ

パウチタイプのポテトサラダに野菜を加え、塩分を調整するとともにビタミンをアップ。

材料(1人分)

ポテトサラダ(市販品)………… ½パック(60g)
ブロッコリー……………………………………20g
ミニトマト………………………………1個(10g)

作り方

1 ブロッコリーは小さめに切り、ゆでるか、少量の水をふってラップに包んで電子レンジ(600W)で30～40秒加熱して火を通す。ミニトマトはへたを除いて半分に切る。
2 ブロッコリーのあら熱がとれたら、1とポテトサラダを混ぜ合わせる。

1人分
エネルギー 98kcal
塩分 0.4g

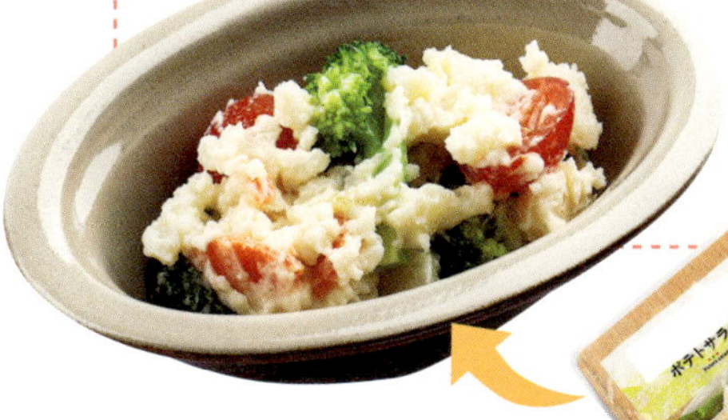

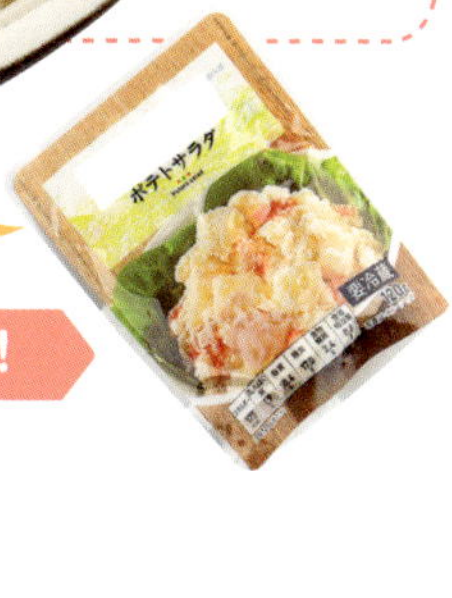

使ったのはこれ!

もし菓子パンを食べたい場合には…

甘い菓子パンには糖質が多く、栄養面からはサンドイッチなど総菜パンのほうがおすすめです。どうしても食べたい場合は、牛乳でたんぱく質を、フルーツでビタミンを補いましょう。デニッシュ系の菓子パンは脂質が多いので、牛乳は低脂肪のものにします。不足しがちな野菜をほかの食事で補うことを忘れずに。

塩分のとりすぎを感じたら…

塩分控えめの夕食の献立

この献立で
塩分
1.2g

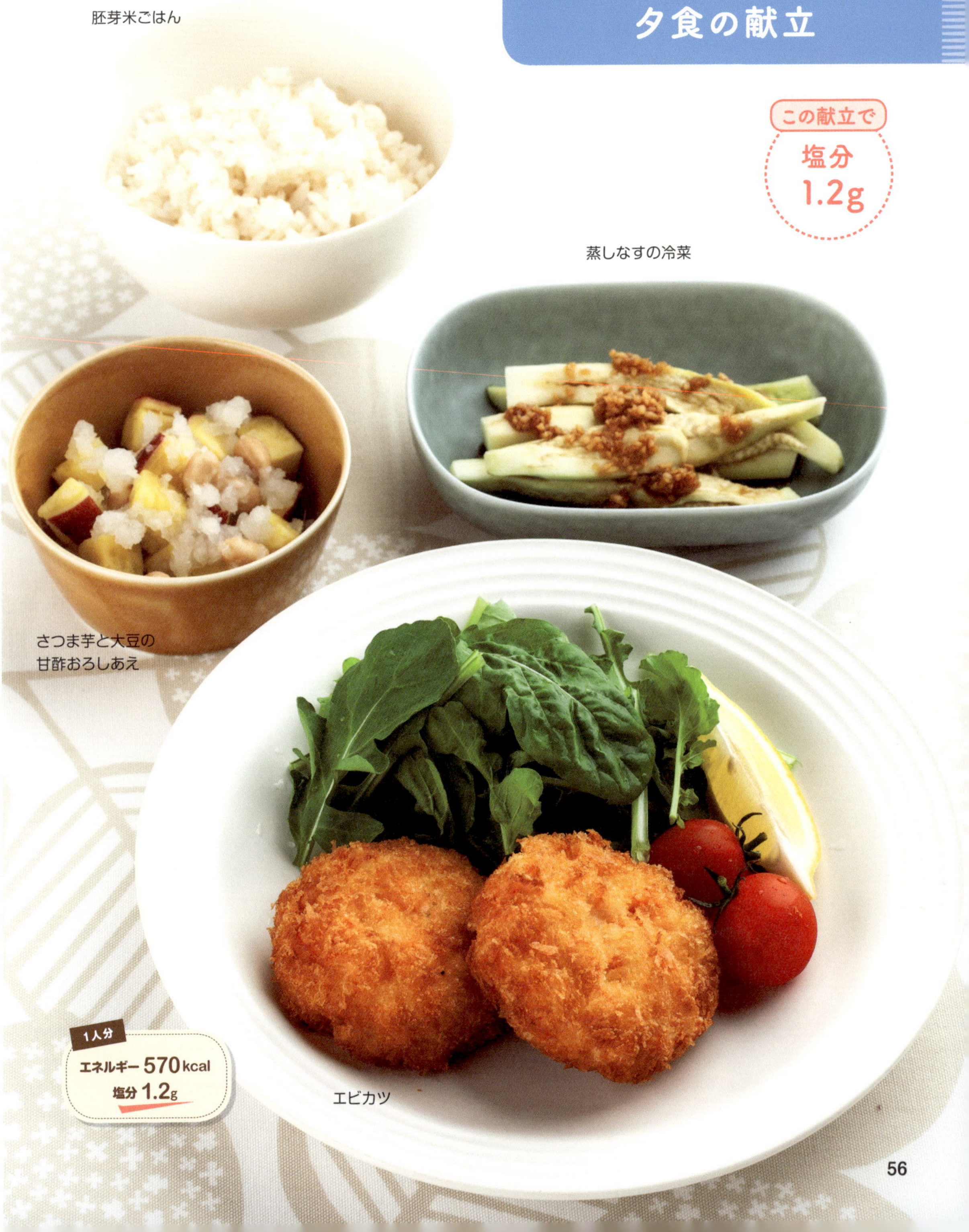
胚芽米ごはん
蒸しなすの冷菜
さつま芋と大豆の
甘酢おろしあえ
エビカツ
1人分
エネルギー 570 kcal
塩分 1.2g

主菜のエビカツは、油で揚げた香ばしさとエビの風味があるのでソース不要。
習慣的に使っている調味料が本当に必要かどうか見直してみるのも、減塩するコツです。

さつま芋と大豆の甘酢おろしあえ

材料（1人分）

さつま芋……20g
ゆで大豆……10g
大根……50g
酢……小さじ1
砂糖……小さじ2/3

作り方

1 さつま芋は1cmの角切りにし、少量の水をふってラップに包み、電子レンジ（600W）で40〜50秒加熱して、さます。
2 大根はおろす。
3 酢と砂糖を混ぜ合わせて、合わせ酢を作る。
4 2に3を加え、さつま芋と大豆を加え混ぜて、器に盛る。

1人分 エネルギー 62kcal
塩分 0g

胚芽米ごはん（160g）

1人分 エネルギー 267kcal
塩分 0g

蒸しなすの冷菜

材料（1人分）

なす……小1本（60g）
ⓐ しょうが……5g
ⓐ しょうゆ……小さじ2/3
ⓐ 酒……ミニスプーン1（1g）
ⓐ 砂糖……小さじ1/3

作り方

1 なすは皮をむいて縦に6つに切り、水にさらしてアクを除く。
2 なすの水けをふいてラップで包み、電子レンジ（600W）で1分30秒加熱する。
3 しょうがはみじん切りにし、ⓐを混ぜ合わせる。
4 2の蒸しなすを器にを盛り、3のたれをかける。

1人分 エネルギー 22kcal
塩分 0.6g

エビカツ

材料（1人分）

シバエビ……80g
卵……10g
小麦粉……大さじ1強（10g）
パン粉（乾）……大さじ2
揚げ油……適量
ミニトマト……2個（20g）
ルッコラ……10g
レモン……10g

作り方

1 エビは殻をむいて尾と背わたを除き、1cm大に刻む。
2 ボールに卵と小麦粉を入れてよく混ぜ、1のエビを加えて混ぜる。
3 2を小さめの丸形2つに成形する。パン粉をまぶし、170〜180℃の油でカラリと揚げる。
4 エビカツを器に盛り、ミニトマト、ルッコラ、レモンを添える。食べる直前にレモンを搾る。

1人分 エネルギー 218kcal
塩分 0.6g

point!

むきエビを使えば下ごしらえの手間がなく簡単です。冷凍のものは流水で解凍し、水けをしっかりと除いて使いましょう。

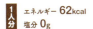

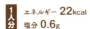

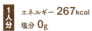

塩分1.0g未満！

塩分控えめの主菜

朝食、昼食で塩分をとりすぎたと感じたら、一日をしめくくる夕食でじょうずに減塩して、調整しましょう。

カニ玉

甘酢あんかけにせず、少量のしょうゆとごま油を表面に塗って減塩。
食べるとき舌に触れるところに塩味と香りをつけると、味を感じやすくなります。

材料（1人分）

- 卵……大1個(70g)
- カニ（缶詰め）……10g
- たけのこの水煮……20g
- ねぎ……20g
- 干ししいたけ……1g
- 油……小さじ½
- 油……小さじ½
- しょうゆ……小さじ⅓
- ごま油……小さじ¼

作り方

1 干ししいたけはもどして細切りにする。たけのこは細切り、ねぎは斜め薄切りにする。
2 フライパンに油を引き、1をいためる。
3 ボールに卵を割りほぐす。軟骨を除き身をほぐしたカニと、2の野菜を加えて混ぜる。
4 フライパンに油を引き、3の卵液を流し入れて両面を焼く。
5 器に盛り、しょうゆとごま油を合わせて表面に塗る。

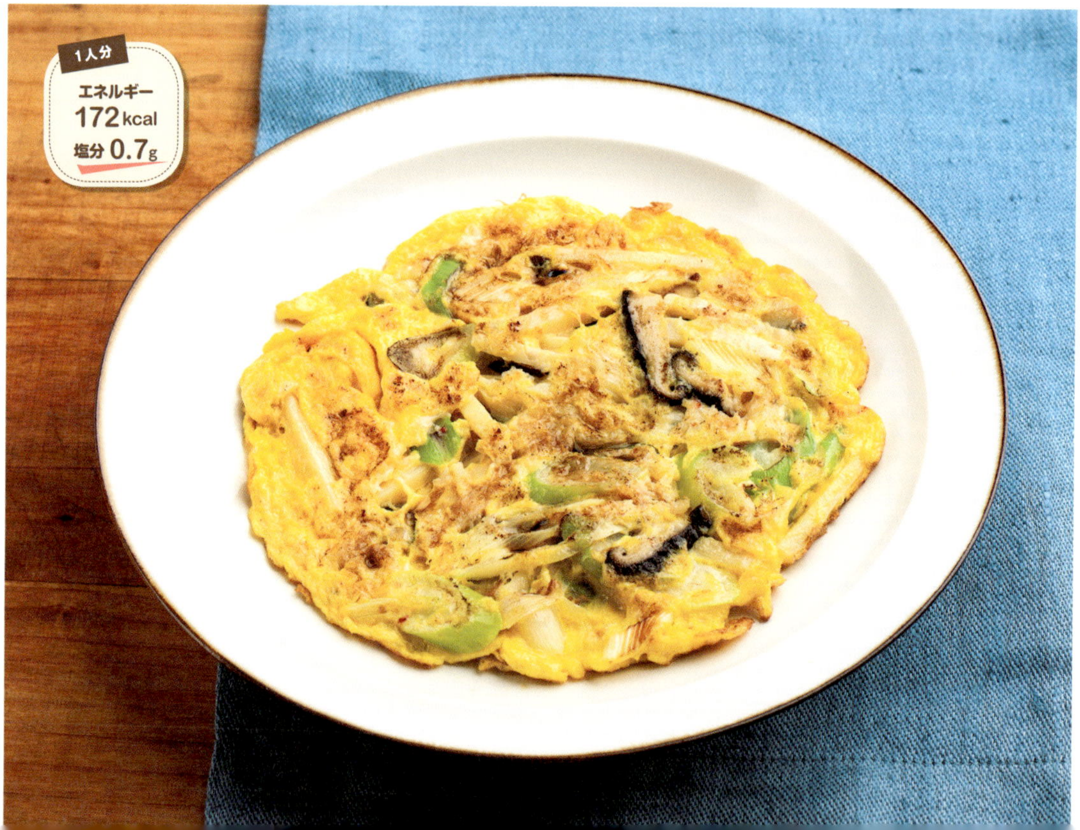

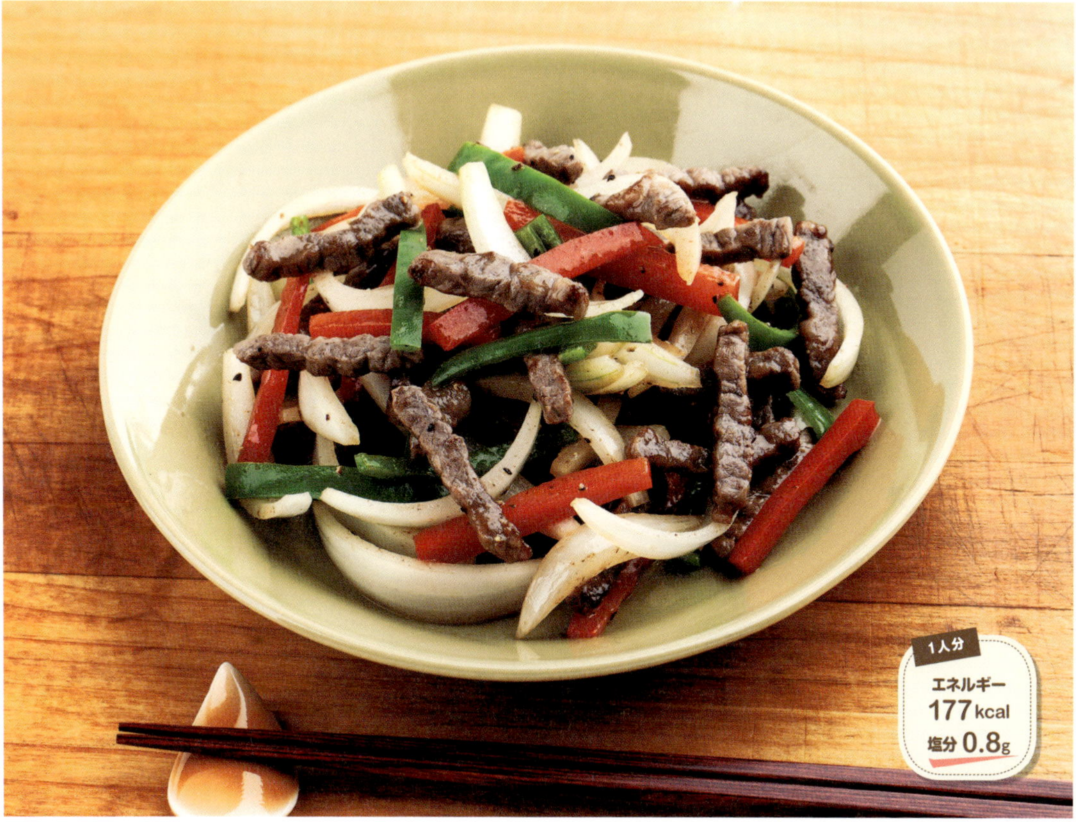

牛肉の黒こしょういため

いためる前に肉に少量のかたくり粉をまぶし、うま味をとじ込めます。
仕上げに黒こしょうをたっぷりとふって味つけにアクセントをつけましょう。

材料（1人分）

┌牛もも肉	60g
└かたくり粉	小さじ1/3
玉ねぎ	70g
ピーマン	20g
パプリカ（赤）	20g
ごま油	小さじ1弱（3g）
塩	ミニスプーン1/2強（0.7g）
黒こしょう	適量

作り方

1 牛肉は4cm長さに切り、かたくり粉をまぶす。
2 玉ねぎ、ピーマン、パプリカは牛肉と同じくらいの大きさに切る。
3 フライパンにごま油を引き、1の牛肉をいためて、火が通ったらとり出す。
4 2の野菜をいため、火が通ったら3の肉をもどし入れ、塩と黒こしょうで調味する。

point!
黒こしょうは、粒のものをひいて使うとよりおいしく仕上がります。

野菜不足を感じたら…

野菜たっぷりの夕食の献立①

1人分
エネルギー 588kcal
塩分 2.0g

この献立で
野菜
150g

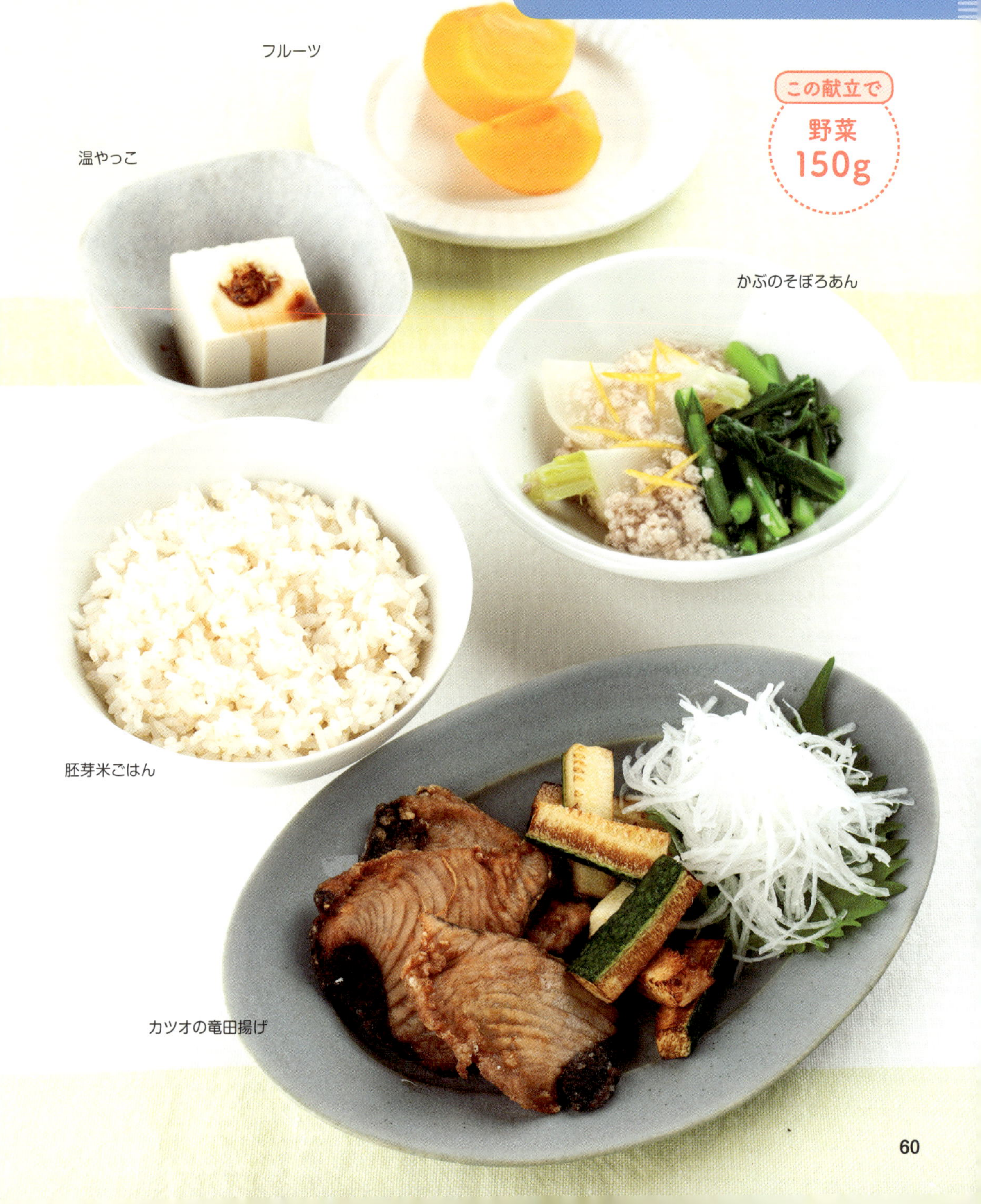
フルーツ
温やっこ
かぶのそぼろあん
胚芽米ごはん
カツオの竜田揚げ

主菜が揚げ物のときは、つけ合わせもたっぷりと。副菜は油を使わないあっさりとしたおかずにします。
ほかの2食でたんぱく質が少なめのときは、温やっこや冷ややっこを足しても。

温やっこ

材料（1人分）

絹ごし豆腐……50g
しょうゆ……小さじ1/2
しょうがのすりおろし……少量

作り方

豆腐は食べやすく切ってゆで、器に盛ってしょうゆとしょうがを添える。

1人分 エネルギー 31kcal 塩分 0.5g

胚芽米ごはん（160g）

1人分 エネルギー 267kcal 塩分 0g

フルーツ

材料（1人分）

かき……70g

1人分 エネルギー 42kcal 塩分 0g

かぶのそぼろあん

材料（1人分）

かぶ……60g
かぶの葉……40g
鶏ひき肉……10g
ⓐ カツオだし……1/4カップ
ⓐ 酒……ミニスプーン2（2g）
ⓐ 塩……ミニスプーン1/3強（0.5g）
かたくり粉……小さじ2/3
水……小さじ2/3
ゆずの皮（あれば）……少量

作り方

1 かぶはくし形切りにする。かぶの葉は3～4cm長さに切る。
2 なべにⓐを入れて煮立て、ひき肉を加えて煮る。かぶとかぶの葉を加え、火が通ったら水どきかたくり粉でとろみをつける。
3 器に盛り、ゆずの皮のせん切りを飾る。

1人分 エネルギー 47kcal 塩分 0.6g

カツオの竜田揚げ

材料（1人分）

カツオ（刺し身用さく）……70g
ⓐ しょうがのすりおろし……小さじ1弱（5g）
ⓐ しょうゆ……小さじ1
ⓐ 酒……小さじ1/2強（3g）
かたくり粉……小さじ1 1/3
ズッキーニ……30g
揚げ油……適量
大根……20g
青じそ……1g

作り方

1 カツオは7mm厚さに切る。ⓐを混ぜ合わせ、カツオを漬け込む。
2 大根はせん切りにする。
3 1の水けをふきとり、かたくり粉をまぶす。170～180℃の油でカラリと揚げる。
4 ズッキーニは拍子木切りにして、素揚げにする
3 3と4を皿に盛り合わせ、青じそと2を添える。

1人分 エネルギー 201kcal 塩分 0.9g

point!

カツオは揚げすぎるとかたくなってしまいます。刺し身用のさくを使うので、表面が揚がっていればだいじょうぶです。

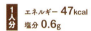

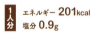

野菜不足を感じたら…

野菜たっぷりの夕食の献立②

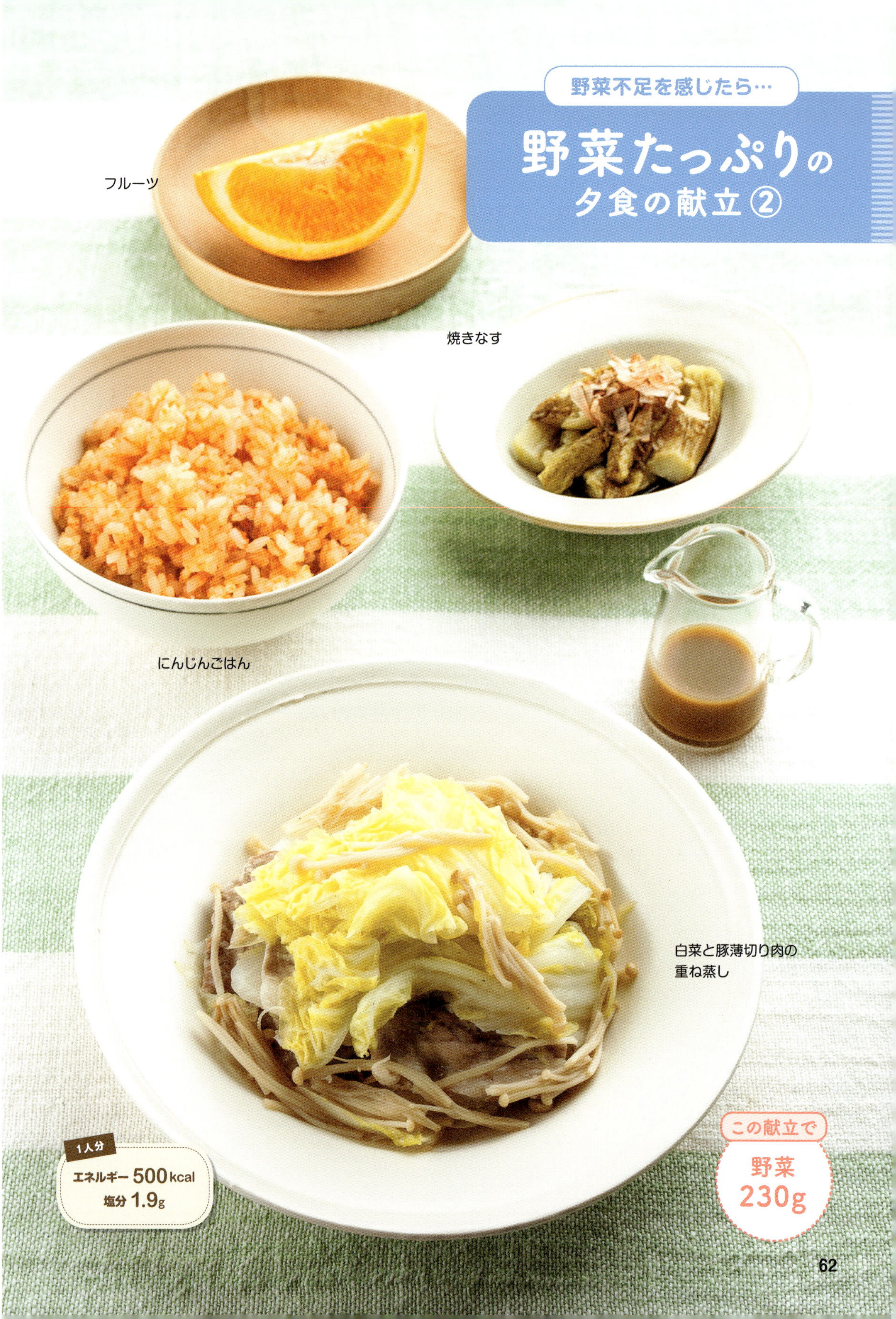

フルーツ

焼きなす

にんじんごはん

白菜と豚薄切り肉の重ね蒸し

1人分
エネルギー 500kcal
塩分 1.9g

この献立で
野菜 230g

主食、主菜、副菜のすべてに野菜をたっぷりと使った献立です。
野菜も肉もたっぷりとれる重ね蒸しは、あっさりとして食べやすく、作り方も簡単！

にんじんごはん

材料（作りやすい量、2人分）

精白米……1合（150g）
にんじん……60g
顆粒和風だし……小さじ1
酒……小さじ1½

作り方

1 米は洗い、にんじんはすりおろす。
2 顆粒だしは少量の湯でとく。
3 米とにんじんを炊飯器に入れてかき混ぜ、**2**と酒を入れ、目盛りまで水を加えて炊く。

1人分 エネルギー 284kcal
塩分 0.6g

point!

にんじんをすりおろすのがたいへんな場合は、フードプロセッサーなどでみじん切りにしてください。同様に炊飯器に入れて炊きます。

フルーツ

材料（1人分）

オレンジ……50g

1人分 エネルギー 20kcal
塩分 0g

焼きなす

材料（1人分）

なす……50g
しょうゆ……小さじ⅓
削りガツオ……0.3g

作り方

1 なすは網で焼いて皮をむく。
2 食べやすい大きさに切って器に盛り、しょうゆと削りガツオをかける。

1人分 エネルギー 13kcal
塩分 0.3g

白菜と豚薄切り肉の重ね蒸し

材料（1人分）

白菜……150g
豚もも薄切り肉……80g
えのきたけ……20g
水……大さじ2
酒……小さじ½強（3g）
練りからし……ミニスプーン½（0.5g）
酢……小さじ2
しょうゆ……小さじ1

作り方

1 白菜は3cm長さに切る。えのきは根元を落とし、食べやすく分ける。
2 なべに白菜を敷き、その上に豚肉を並べる。同様にして何層か重ねる。
3 なべのあいているところにえのきを入れ、水と酒をふり入れて中火で蒸し煮にする。
4 器に移し、食べやすい大きさに切る。からし酢じょうゆを添える。

1人分 エネルギー 183kcal
塩分 1.0g

point!

脂身の少ないもも肉は加熱するとややかたくなるので、しゃぶしゃぶ用などごく薄切りのものを使うと食べやすいでしょう。

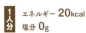

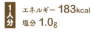

野菜が120g以上とれる！

野菜たっぷりの主菜

主菜にも野菜をたっぷりと合わせることで、手軽に野菜の量をふやすことができます。

サケのちゃんちゃん焼き

塩ザケは塩分が多いので、かならず塩をしていない生ザケを使ってください。
みそとバターのこくのある味わいで、野菜もサケもおいしく食べられます。

材料（1人分）

- 生ザケ（切り身）……70g
- じゃが芋……50g
- キャベツ……100g
- ピーマン……15g
- にんじん……5g
- バター……小さじ1強（5g）
- ⓐ
  - みそ……小さじ1
  - 砂糖……小さじ2弱（5g）
  - しょうゆ……小さじ½

作り方

1 じゃが芋、キャベツ、ピーマン、にんじんは、食べやすい大きさに切る。

2 ⓐを混ぜ合わせる。

3 アルミ箔にサケをのせ、その上に1をのせ、2をかけ、バターをのせて包む。

3 グリルで7〜8分焼いて火を通す。

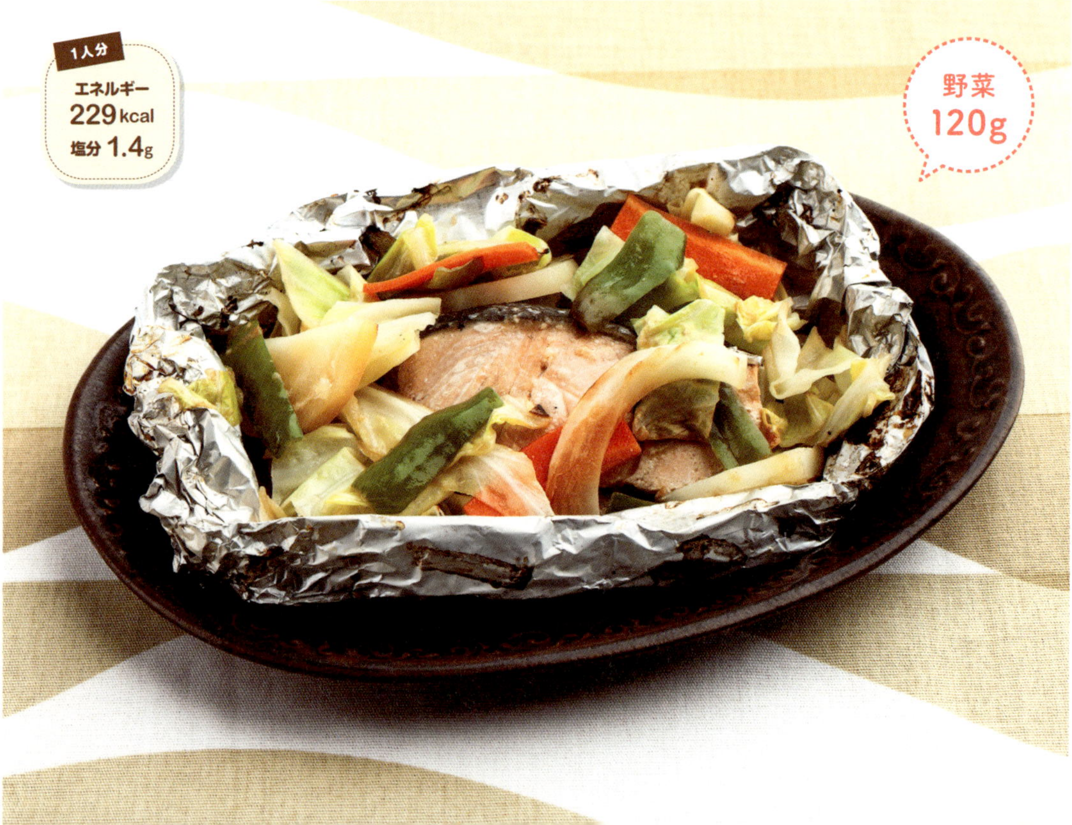

1人分
エネルギー 229kcal
塩分 1.4g

野菜 120g

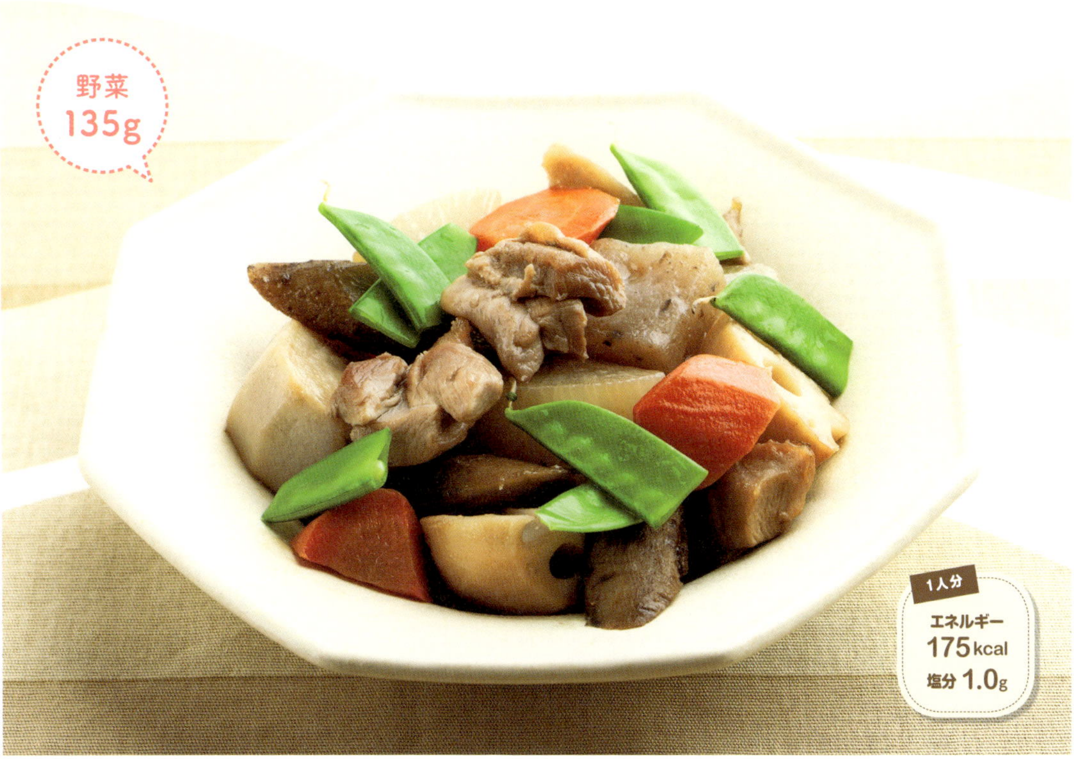

筑前煮

食物繊維の豊富な根菜がたっぷり入った煮物は、飽きのこないおいしさ。
少量の煮汁を加えたら、火を通しながら煮詰めて味をしっかりと含ませます。

材料（1人分）

鶏もも肉（皮なし）	50g
里芋	30g
ごぼう	30g
にんじん	30g
れんこん	30g
大根	40g
生芋こんにゃく	30g
油	小さじ½
ⓐ カツオだし	大さじ2
ⓐ しょうゆ	小さじ1
ⓐ 砂糖	小さじ1
ⓐ 酒	小さじ½強（3g）
さやえんどう	5g

作り方

1 鶏肉は一口大に切る。
2 里芋、ごぼう、にんじん、れんこん、大根、こんにゃくは一口大に切る。こんにゃくはゆでこぼす。
3 なべに油を引き、1、2の順にいためる。
4 ⓐを加えて煮詰める。
5 器に盛り、ゆでたさやえんどうを飾る。

point!

野菜はすべての材料がそろっていなくても、全体の重量がレシピと合っていればOK。好みでたけのこ、干ししいたけなどを入れてもよいでしょう。

ひと手間加えてバランスよく

市販品を利用した夕食の献立①

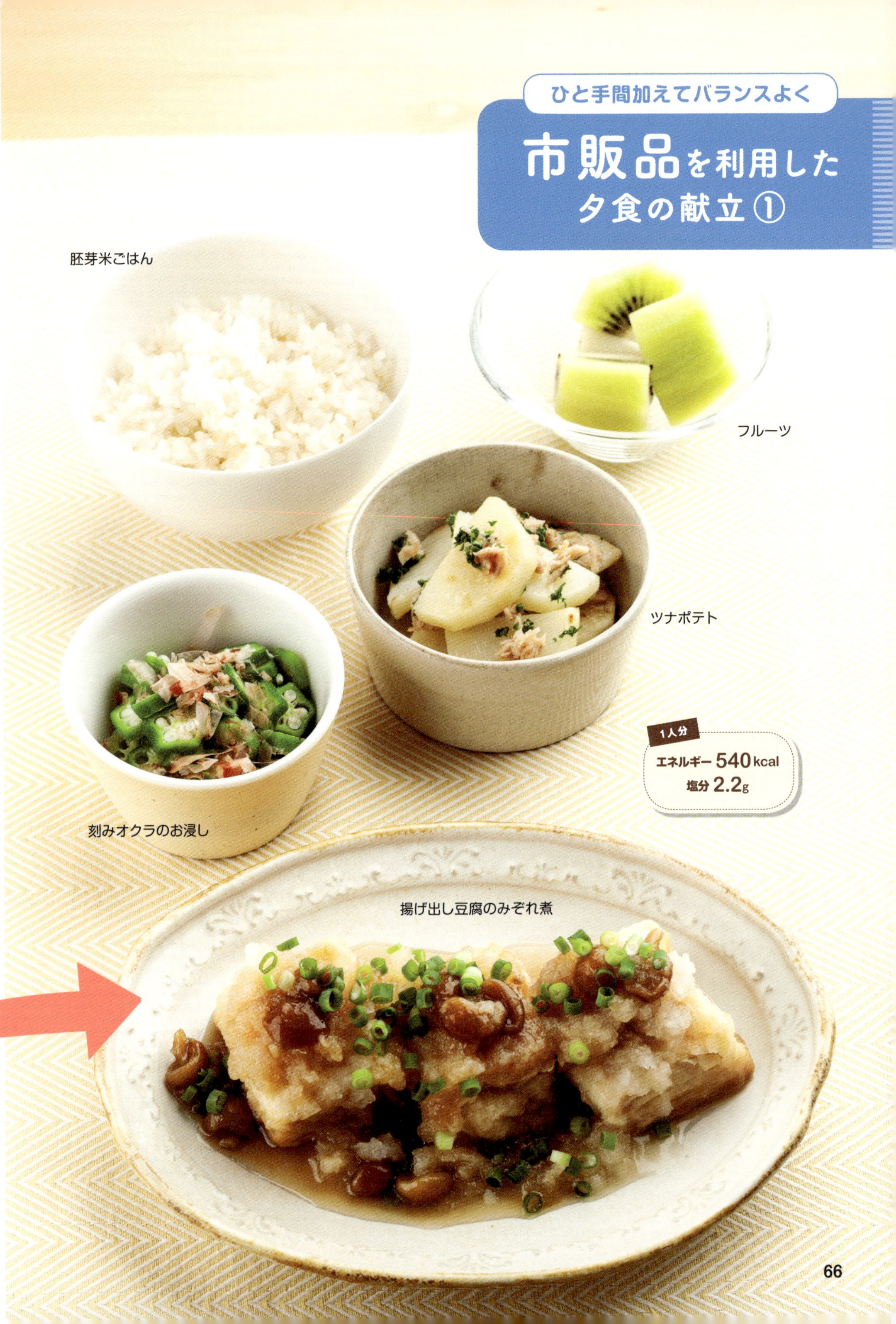

胚芽米ごはん

フルーツ

ツナポテト

刻みオクラのお浸し

揚げ出し豆腐のみぞれ煮

1人分

エネルギー 540 kcal
塩分 2.2g

市販の揚げ出し豆腐におろし大根となめこを加えてさっぱりとした主菜に。
主菜がややエネルギー少なめなので、副菜には芋料理を組み合わせてボリュームアップ。

刻みオクラのお浸し

材料（1人分）

オクラ……3本（30g）
しょうゆ……小さじ½
削りガツオ……少量

作り方

1 オクラはがくを落とし、ゆでて小口切りにする。
2 器に盛ってしょうゆをかけ、削りガツオをのせる。

1人分 エネルギー 13kcal 塩分 0.4g

胚芽米ごはん（160g）

1人分 エネルギー 267kcal 塩分 0g

フルーツ

材料（1人分）

キウイフルーツ……40g

1人分 エネルギー 21kcal 塩分 0g

ツナポテト

材料（1人分）

じゃが芋……70g
オリーブ油……小さじ1弱（3g）
ツナ油漬け缶詰め……10g
パセリのみじん切り……少量

作り方

1 じゃが芋は7mm厚さの半月切りにし、ゆでるか、少量の水をふってラップに包んで電子レンジ（600W）で2分ほど加熱して火を通す。
2 フライパンにオリーブ油を引き、じゃが芋に軽く焦げ目がつくまでいためる。
3 ツナを加えて全体を混ぜ合わせ、パセリのみじん切りを散らす。

1人分 エネルギー 110kcal 塩分 0.1g

point!

2の工程は風味アップのためのひと手間なので省いてもOK。火を使わず、さらに手軽に作れます。

揚げ出し豆腐のみぞれ煮

材料（1人分）

揚げ出し豆腐（市販品）……3個（105g）
大根……70g
なめこ……10g
めんつゆ（3倍濃縮）……大さじ½弱（10g）
水……大さじ1⅓
酒……小さじ½強（3g）
小ねぎ……1本（5g）

作り方

1 大根はおろす。小ねぎは小口切りにする。
2 なべにめんつゆ、水、酒を加えて煮立て、揚げ出し豆腐となめこを軽く煮る。
3 1のおろし大根を加えてひと煮立ちさせたら、火を消して器に盛り、小ねぎを散らす。

1人分 エネルギー 128kcal 塩分 1.7g

使ったのは これ!

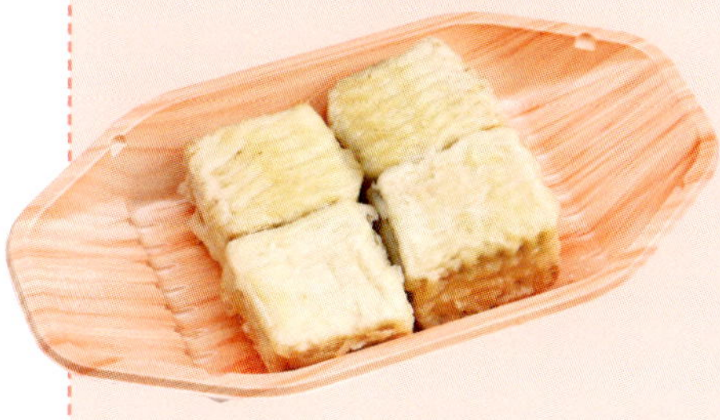

手間のかかる揚げ出し豆腐も、市販品を使えば簡単です。スーパーなどの豆腐売り場に、4～6個入りのものが売られています。1人分は3個が目安。

ひと手間加えてバランスよく

市販品を利用した夕食の献立②

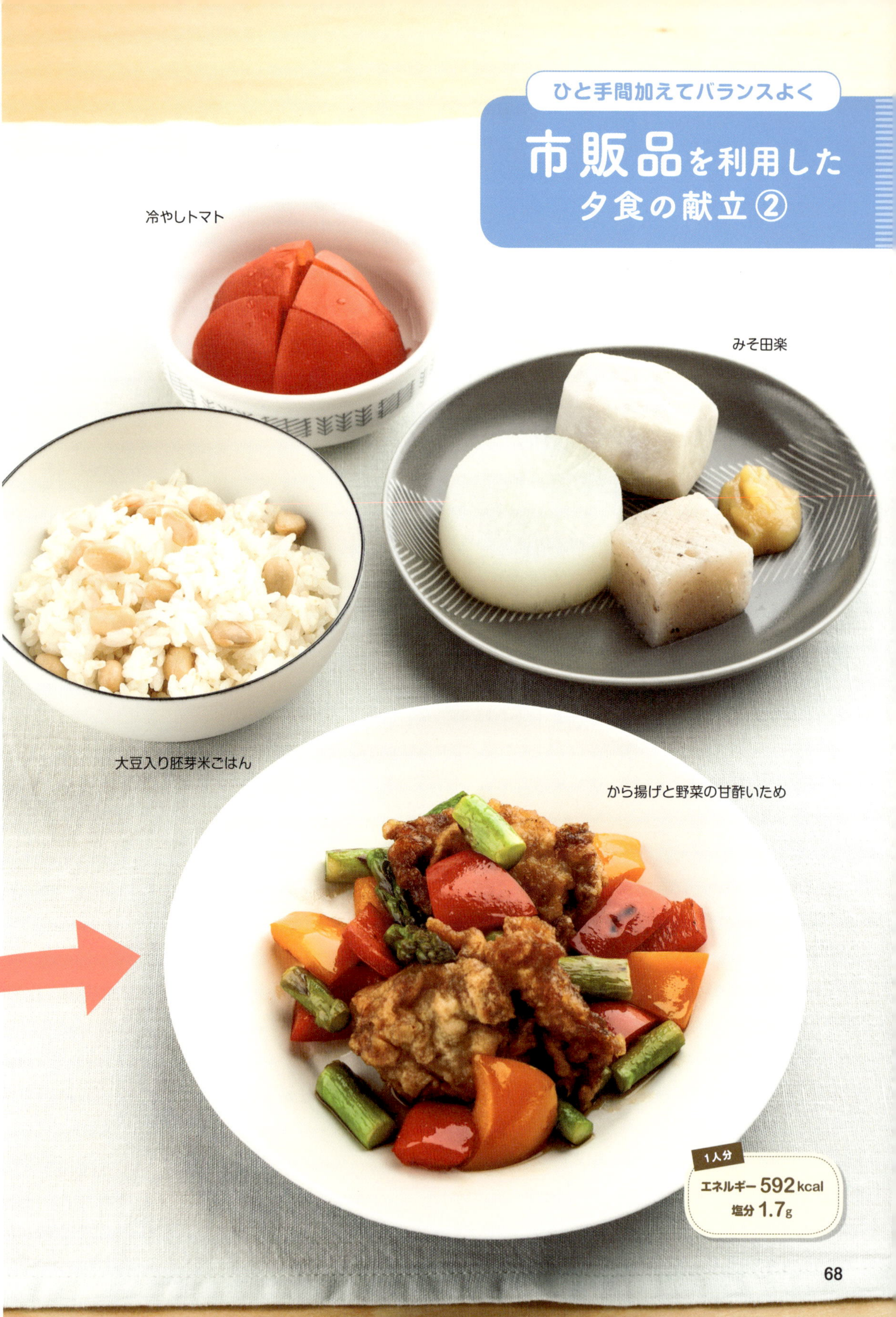
冷やしトマト
みそ田楽
大豆入り胚芽米ごはん
から揚げと野菜の甘酢いため

1人分

エネルギー 592kcal
塩分 1.7g

市販のから揚げにカラフルな野菜をたっぷり加えて、料理の塩分を調整します。
シンプルな副菜、たんぱく質も補える手軽な混ぜごはんを組み合わせました。

冷やしトマト

材料（1人分）

トマト……80g

作り方

トマトは冷やし、へたを除いて食べやすく切って器に盛る。

1人分　エネルギー 15kcal　塩分 0g

大豆入り胚芽米ごはん

材料（1人分）

胚芽米ごはん……150g
ゆで大豆……15g

作り方

1 ゆで大豆は湯通しして温め、しっかりと湯をきる。
2 炊きたてのごはんに1の大豆を混ぜる。

1人分　エネルギー 278kcal　塩分 0g

point!

市販のゆで大豆は、商品によっては塩分を含むものもあります。購入時にパッケージの栄養成分表示を確認して、できるだけ塩分の少ないものを選びましょう。

みそ田楽

材料（1人分）

里芋……40g
大根……50g
生芋こんにゃく……30g
カツオだし……適量
ⓐ 甘みそ……大さじ½強（10g）
ⓐ 砂糖……小さじ1
ⓐ 酒……小さじ½弱（2g）

作り方

1 大根と里芋は皮をむいて食べやすく切り、だし汁でゆでる。
2 こんにゃくはあくを除き、ゆでる。
3 田楽みそを作る。ⓐを合わせて火にかけ、練り混ぜる
4 里芋、大根、こんにゃくを器に盛り、田楽みそを添える。

1人分　エネルギー 70kcal　塩分 0.6g

から揚げと野菜の甘酢いため

材料（1人分）

鶏から揚げ（市販品）…2～3個（80g）
パプリカ（黄・赤）……各20g
グリーンアスパラガス……20g
油……小さじ¼
酢……小さじ2
三温糖または砂糖……小さじ½

作り方

1 鶏のから揚げは大きければ食べやすく切る。パプリカとアスパラガスは食べやすい大きさに切り、軽くゆでる。
2 フライパンに油を引き、パプリカとアスパラガスをいため、鶏のから揚げを加える。
3 酢と三温糖を混ぜ合わせて加え、全体にからめる。

1人分　エネルギー 229kcal　塩分 1.1g

使ったのは これ!

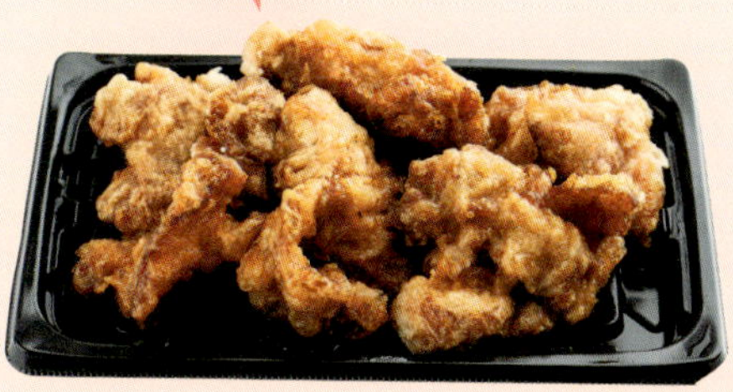

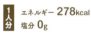

スーパーのお総菜コーナーなどでよく見かける鶏のから揚げ。しっかりと濃い味がついているので、加える調味料は酢と砂糖のみでちょうどよい甘辛味になります。1人分は大きめのパック半分程度が目安です。

column

組み合わせ方が大事！

“ばっかり” 献立に注意！

栄養バランスよく食べるためには、組み合わせ方がたいせつ。「主食、主菜、副菜」をそろえるのが基本です。

主食は、ごはん、パン、めんなどの炭水化物です。外食のセットメニューには、うどんとおにぎり、ラーメンとチャーハン、ざるそばと親子丼など、主食が2つ重なっているものがよく見られますが、栄養バランスを考えると、このようなセットは避けたほうがよいでしょう。

主菜は、肉、魚、卵、大豆製品などのたんぱく質を使ったメインのおかず。副菜は、野菜、芋類、海藻類を使ったサブのおかずです。

主菜と副菜は、調理法や味つけをかえるのもポイント。揚げ物やいため物など脂質の多い主菜にはさっぱりとした副菜を合わせてバランスをととのえます。

その1 主食ばっかり

例 きつねうどんとおにぎりのセット

主食と主食の組み合わせは炭水化物のみでバランスが悪く、エネルギーと塩分の過剰摂取になります。

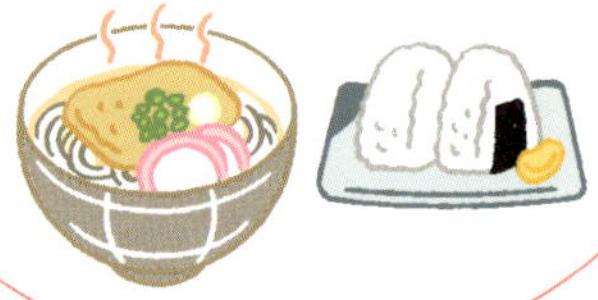

その2 油ものばっかり

例 から揚げと野菜いため

油を使った料理の組み合わせでは、脂質が過剰に。主菜が揚げ物のときの副菜は、油を使わないものにします。

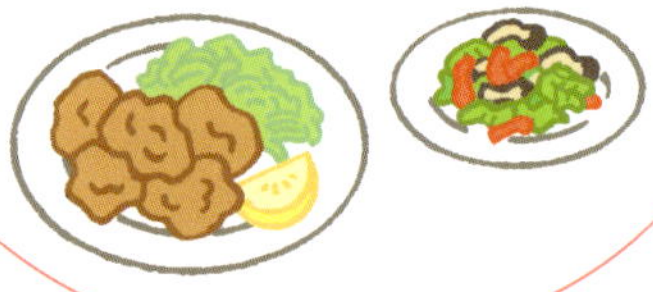

その3 さっぱりばっかり

例 刺し身と冷ややっことお浸し

脂質やエネルギーが不足しやすく、「しょうゆばっかり」で塩分も多くなりがち。油を使った料理を組み合わせましょう。油のこくをいかせば塩分も控えやすくなります。

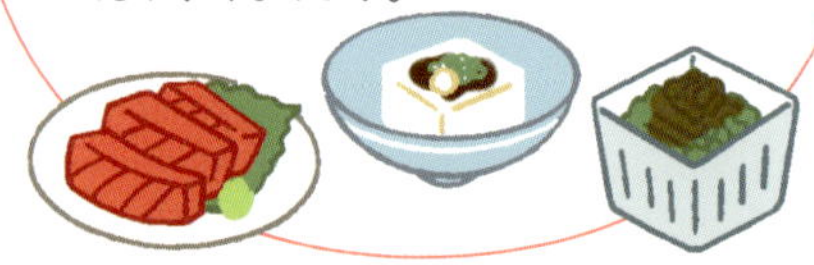

その4 おかずばっかり

例 ごはんを食べずにおかずだけ

主食抜きの食事は炭水化物不足になります。長く続くと、たんぱく質がエネルギーに使われてしまい、たんぱく質本来の「からだを作る」働きができなくなります。

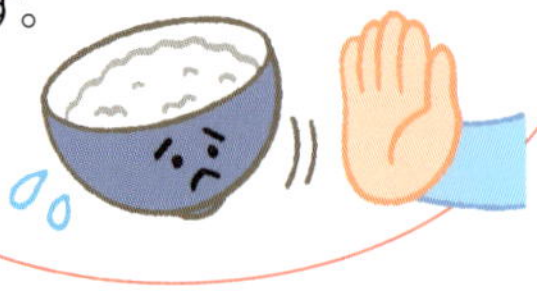

PART 3

心臓を守る単品おかず

栄養バランスのよい食事をととのえるポイントは、
主食、主菜、副菜をそろえることです。
良質なたんぱく質がとれる肉・魚・卵などを使った主菜、
ビタミン・ミネラルがとれる野菜たっぷりの副菜、
どちらもしっかり食べましょう。
缶詰めや冷凍食品を使ったレシピ、作りおきなど、
毎日の食事に役立つアイデアも紹介します。

良質なたんぱく質を「主菜」でとる！

高齢のかたは、たんぱく質が不足しやすいので、魚、肉、卵を意識的に食べることをおすすめします。肉よりも魚を多めに食卓に登場させるように心がけるとよいでしょう。

主菜の食材選びのポイント！

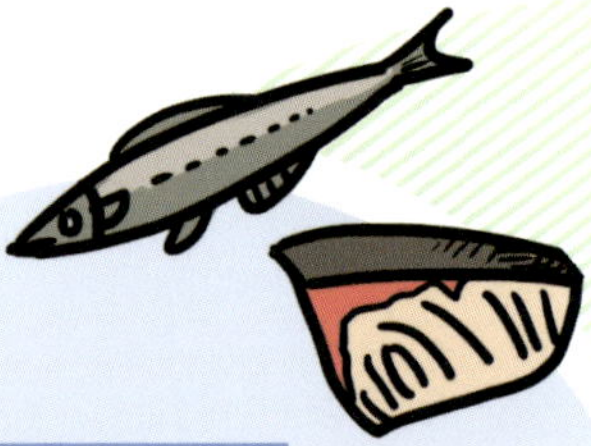

魚

魚の脂肪は、中性脂肪を下げて動脈硬化を予防するといった作用が期待できるEPAやDHAを多く含みます。中でも青背の魚に豊富です。脂ののった旬のものは特におすすめ。血合いの部分には鉄分が多く、骨ごと食べられる魚にはカルシウムも多く含まれています。

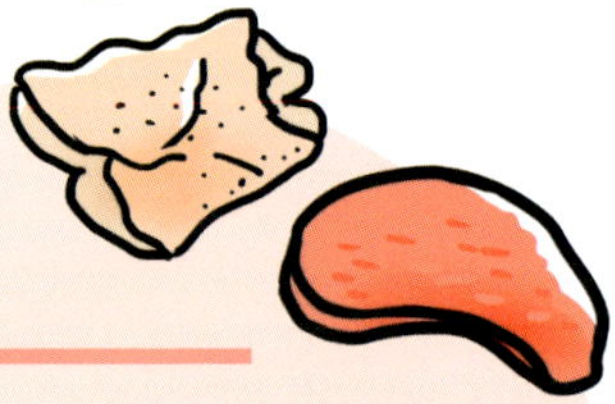

肉

肉の脂肪は、いわゆる悪玉コレステロール（LDL-C）のもとになる飽和脂肪酸を多く含んでいます。脂肪が少なく赤身の多い部位を選ぶとよいでしょう。脂肪の多いバラ肉などを使う場合は、弱火でじっくり加熱して脂を出し、ふきとってから調理すると、余分な脂を除けます。

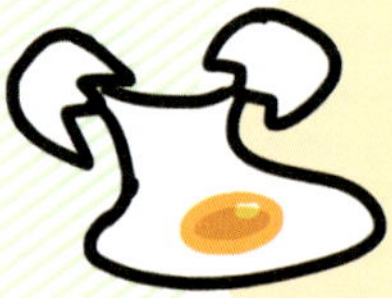

卵、豆・豆製品

卵は小さめ1個50gが1人分の目安。一日1個を食べましょう。ほかの食材と組み合わせればボリュームが出ます。

豆・豆製品のたんぱく質は植物性で、エネルギーも脂質も少なめです。調理法や副菜の組み合わせで栄養価をアップして。

良質なたんぱく質をとる

肉の主菜

脂肪が少なめで赤身が多い部位も、調理のくふうでやわらかくおいしくいただけます。
つけ合わせに野菜をたっぷり添えた、副菜を兼ねる料理も紹介します。

ポークソテー アップルソース

りんごと豚肉は相性のよい組み合わせです。
甘味と酸味が肉のうま味を引き立てます。

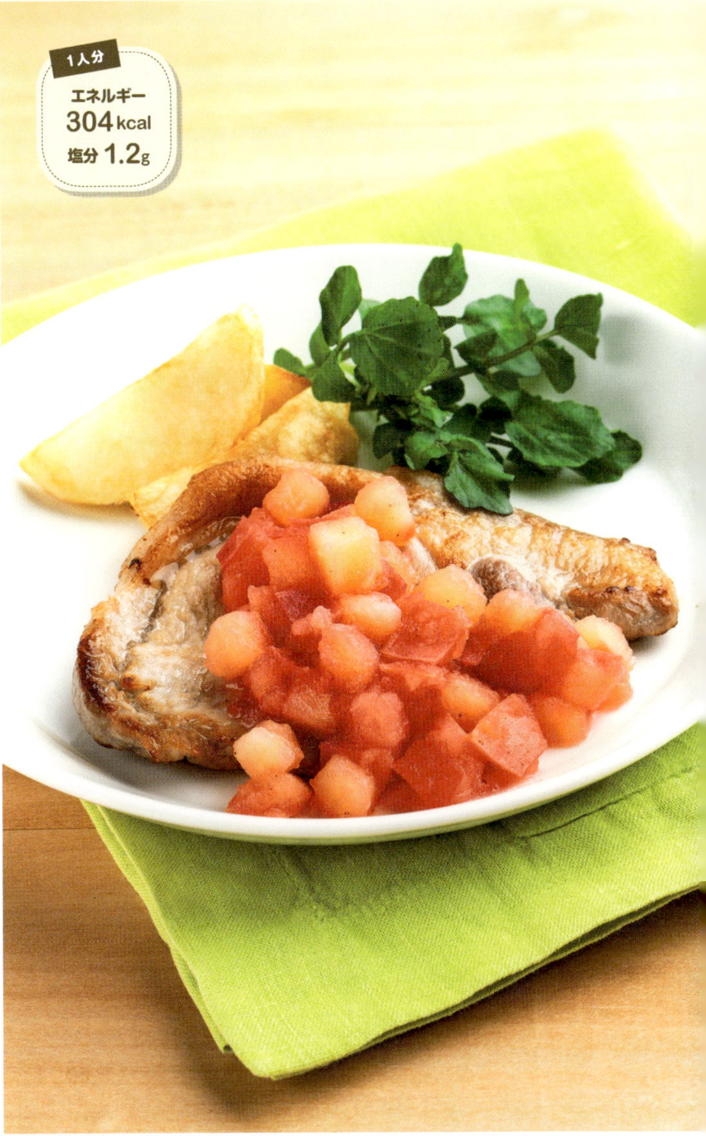
1人分
エネルギー
304kcal
塩分 1.2g

材料（1人分）

- 豚ロース肉……80g
- 塩……ミニスプーン1/3強（0.5g）

油……小さじ1/2
バター……小さじ1/2（2g）

ⓐ
- りんご……50g
- 砂糖……小さじ2弱（5g）
- 塩……ミニスプーン1/4（0.3g）
- クローブ（粉）……少量
- レモン汁……10g
- 水……1/5カップ

- じゃが芋……50g
- 揚げ油……適量
- 塩……ミニスプーン1/4（0.3g）
- こしょう……少量

クレソン……10g

作り方

1 豚肉は脂肪部分と赤身部分に数か所切り目を入れ、塩をふる。
2 フライパンに油を引いて、豚肉を両面焼き、仕上げにバターを加えて風味をつける。
3 アップルソースを作る。りんごは角切りにし、ⓐの材料をすべてなべに入れ、煮詰める。
4 フライドポテトを作る。じゃが芋はくし形に切り、レンジで1分30秒加熱してから170℃の油でカラリと揚げ、塩とこしょうをふる。
5 器に2の豚肉を盛り、アップルソースをかけ、フライドポテトとクレソンを添える。

手羽先のから揚げ ねぎソース

骨つきの肉は食べづらいですが、よくかんでゆっくり食べることにつながり、
消化を助けたり、食欲を増進したりする効果も期待できます。

材料（1人分）

	鶏手羽先	2本（骨つきで100g、正味60g）
	塩	ミニスプーン⅓強（0.5g）
	こしょう	少量
	小麦粉	小さじ2
	揚げ油	適量
ⓐ	ねぎ	20g
ⓐ	ごま油	小さじ½
ⓐ	しょうゆ	小さじ1弱（5g）
ⓐ	酢	小さじ1
	にんじん	5g
	もやし	50g
	きゅうり	30g

作り方

1 きゅうりとにんじんはせん切りにする。にんじんともやしはゆでる。

2 ねぎソースを作る。ねぎは小口切りにし、ⓐを混ぜ合わせる。

3 鶏手羽先に塩とこしょうで下味をつけ、小麦粉をまぶす。150℃の油でカラリと揚げる。

4 器に1の野菜を敷き、3の鶏手羽を盛りつけて、ねぎソースをかける。

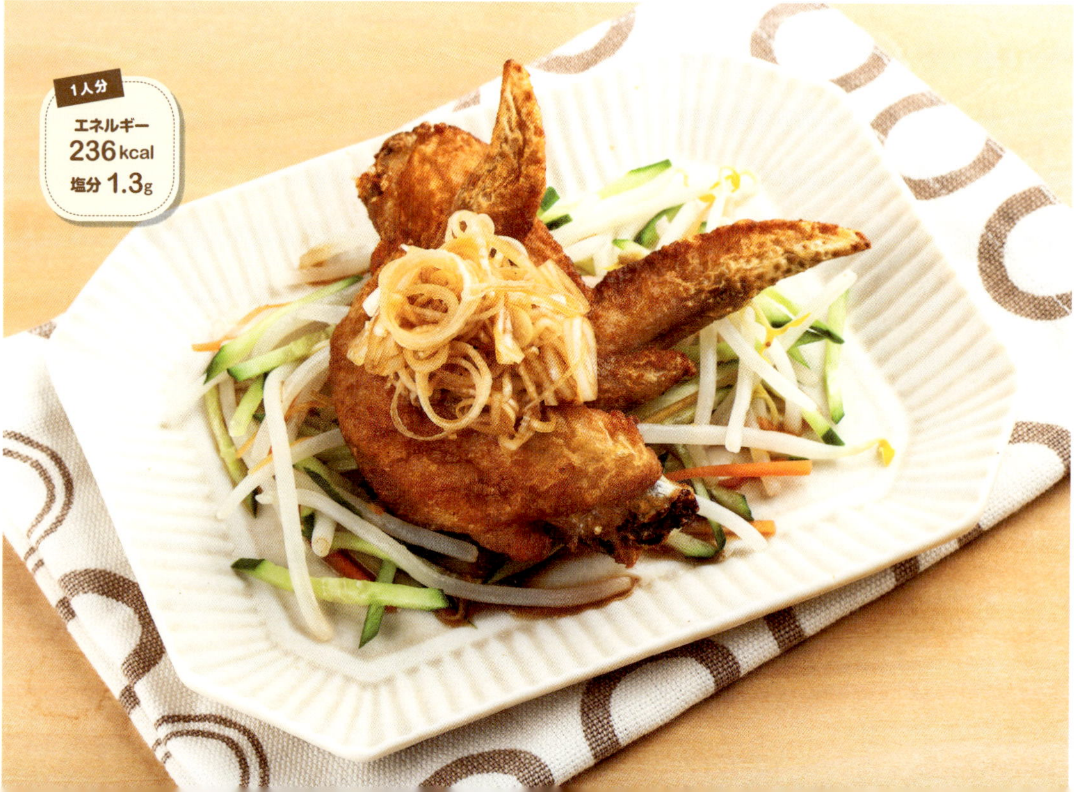
1人分
エネルギー
236kcal
塩分 1.3g

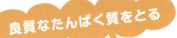

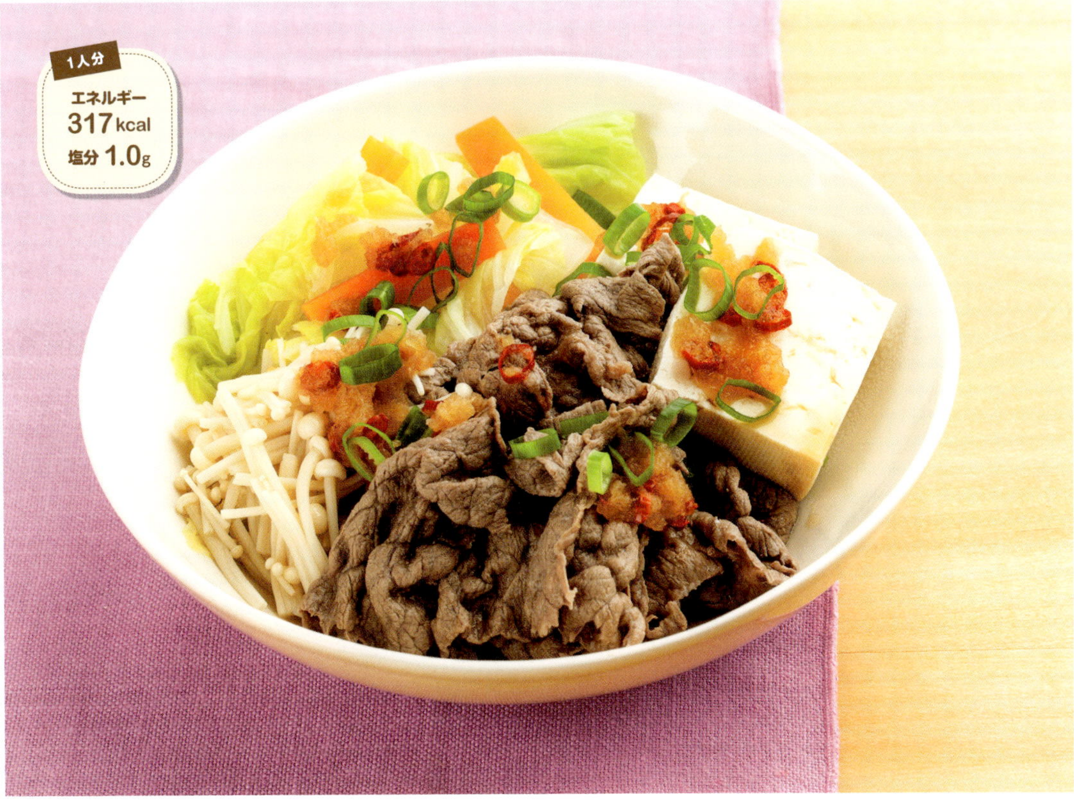

温サラダ風しゃぶしゃぶ

肉も野菜もしっかりとれる一品。副菜なしでも充分です。
たれの味がうすまらないよう、ゆでた野菜と肉はしっかりと湯をきりましょう。

材料（1人分）

	牛肩ロース薄切り肉	100g
	白菜	100g
	もめん豆腐	50g
	にんじん	10g
	えのきたけ	30g
ⓐ	おろし大根	25g
ⓐ	赤とうがらしの小口切り	少量
ⓐ	しょうゆ	小さじ½
ⓐ	酢	小さじ1
ⓐ	めんつゆ（3倍濃縮）	小さじ1弱（5g）
ⓐ	水	小さじ2
	葉ねぎまたは小ねぎ	10g

作り方

1 ⓐを合わせてたれを作る。葉ねぎは小口切りにする。
2 豆腐と白菜は一口大に切り、にんじんは薄い拍子木切りにする。えのきは食べやすくほぐす。
3 2をゆでて湯をきる。
4 牛肉は食べやすい大きさに切ってさっとゆで、3とともに器に盛る。たれをかけて、葉ねぎを散らす。

point!
肉を長くゆですぎると、うま味が抜けてぱさついてしまうので、さっと湯通しする程度にとどめましょう。

良質なたんぱく質をとる

肉の主菜

作りおきで手軽に！

火を通しておけば、生肉の状態より日持ちして、調理時間も短縮できます。
主菜にはもちろん、副菜に少したんぱく質をプラスしたいときにも重宝します。

しっとり塩ゆでチキン

1人分（50g）
エネルギー 57kcal
塩分 0.5g

ぱさつきやすい鶏むね肉は、香味野菜を加えてしっとり塩ゆでに。
使う分だけ適当な大きさに切って、あえ物、いため物など幅広く使えます。

アレンジ！

材料（作りやすい量）

- 鶏むね肉（皮なし）……250g
- しょうが……10g
- にんにく……10g
- 塩……小さじ1弱（5g）
- 黒こしょう……少量
- 水……1¼カップ

point!

余熱で火を通すこと、ゆで汁につけて保存することが、しっとり仕上げるこつです。

作り方

1 にんにくは包丁をねかせてつぶす。しょうがは薄切りにする。
2 なべに水、1、塩、こしょうを入れて沸騰させ、鶏肉を入れて落としぶたをする。10分ゆでて火を消し、そのままさます。
3 ゆで汁ごと密閉容器に入れて冷蔵庫で保存する。3〜4日保存可能。

アレンジ！

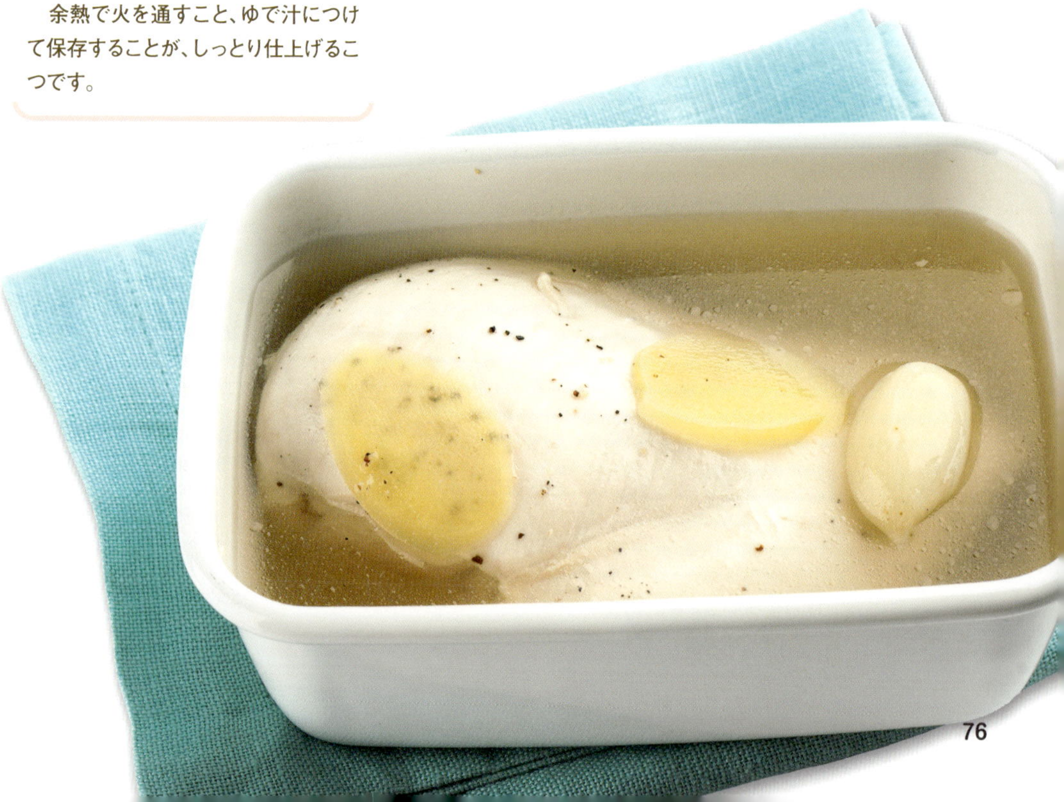

チキンのごまだれ

こくのある甘めのごまだれをかけて、野菜たっぷりのボリュームある一品に。

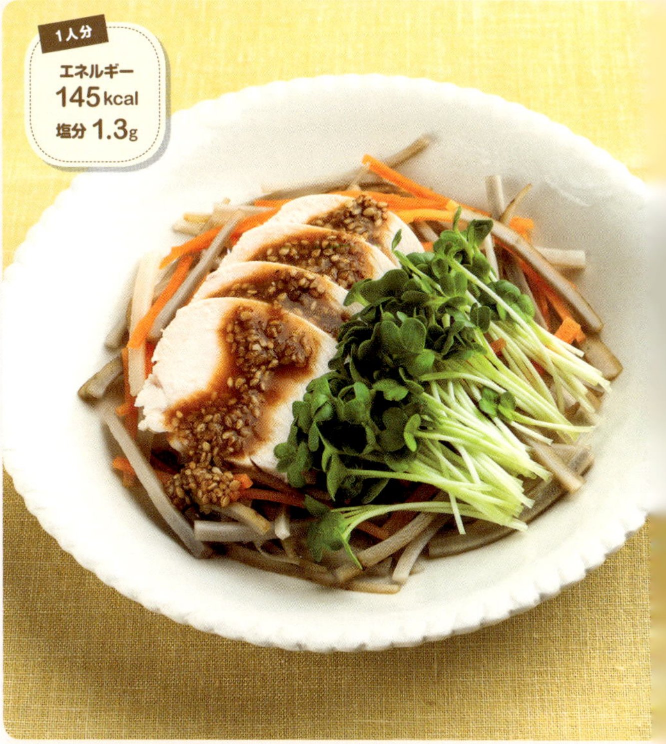

1人分
エネルギー 145kcal
塩分 1.3g

材料（1人分）

しっとり塩ゆでチキン	50g
ごぼう	50g
にんじん	10g
貝割れ菜	10g
ⓐ いり白ごま	小さじ2
ⓐ 甘みそ	小さじ2/3
ⓐ 砂糖	小さじ2/3
ⓐ しょうゆ	小さじ1/2
ⓐ 酒、酢	各小さじ2/3
ⓐ 顆粒和風だし	ミニスプーン1/2（0.3g）

作り方

1. ⓐを合わせてごまだれを作る。
2. ごぼうとにんじんはせん切りにしてゆでる。
3. 塩ゆでチキンは食べやすい大きさに切る。
4. 器に2を敷き、3をのせてたれをかけ、貝割れ菜を添える。

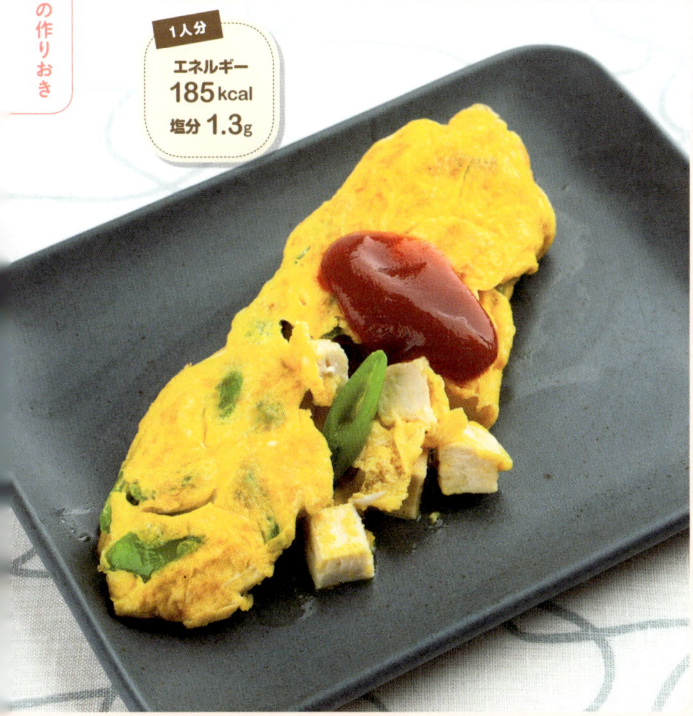

1人分
エネルギー 185kcal
塩分 1.3g

親子オムレツ

たんぱく質がしっかりとれる卵料理です。スクランブルエッグ状に仕上げてもOK。

材料（1人分）

しっとり塩ゆでチキン	50g
スナップえんどう	30g
卵	小1個（50g）
塩	ミニスプーン1/4（0.3g）
黒こしょう	少量
オリーブ油	小さじ1弱（3g）
ケチャップ	大さじ1/2強（10g）

作り方

1. 塩ゆでチキンは1cmの角切りにする。スナップえんどうは筋を除いてゆで、斜めに切る。
2. 卵をときほぐし、塩、こしょう、1を加えて混ぜる。
3. フライパンにオリーブ油を引き、2の卵液を流し入れてオムレツを作る。
4. 器に盛り、ケチャップをかける。

玉ねぎたっぷり豚そぼろ

1人分(50g)
エネルギー 69kcal
塩分 0.1g

そのまま食べるにはややうす味ですが、料理に合わせて調味料を加えることで、いろいろな味にアレンジすることができます。

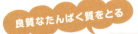

材料（作りやすい量）

豚ひき肉	100g
玉ねぎ	100g
塩	ミニスプーン¼（0.3g）
こしょう	少量
油	小さじ½

アレンジ！

point!

和風の味つけで使うことが多いなら、風味づけにおろししょうがを少量加えてもよいでしょう。

作り方

1 玉ねぎはみじん切りにする。
2 フライパンに油を引き、玉ねぎをやや透明になるまでいためる。
3 ひき肉を加えていため、塩とこしょうで調味する。
4 さめたら密閉容器に入れて、冷蔵庫で保存する。3〜4日保存可能。

アレンジ！

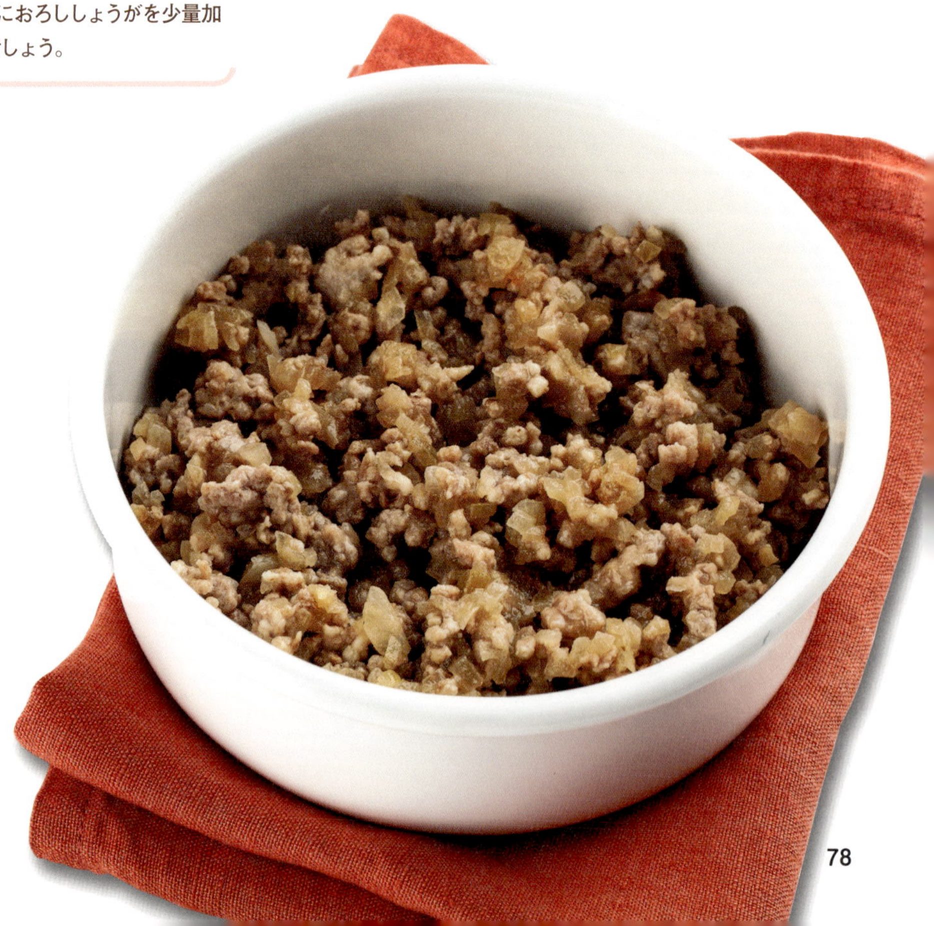

豚そぼろとにらのチヂミ

主食と主菜を兼ねるボリュームのある一品にアレンジ！ にらの風味がきいています。
たれはやや甘めなので、好みで砂糖の量を減らしてもよいでしょう。

1人分
エネルギー 254kcal
塩分 0.7g

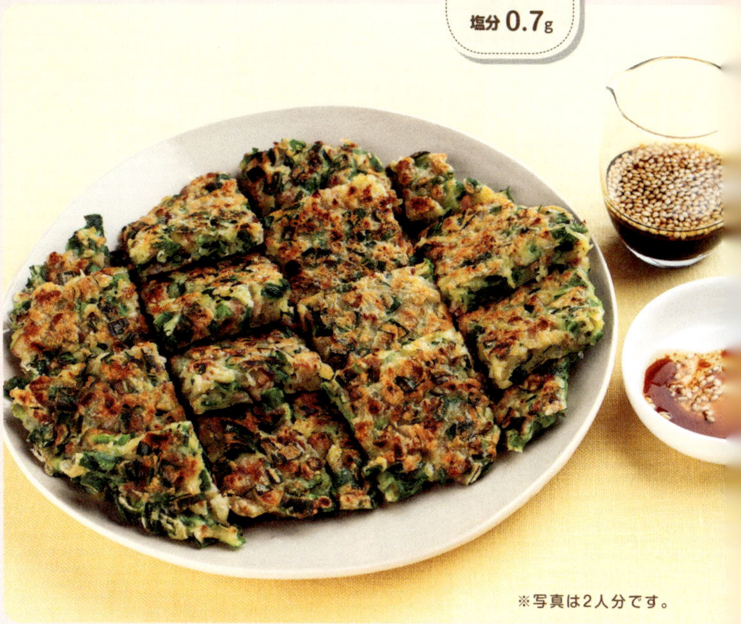
※写真は2人分です。

材料（作りやすい量、2人分）

ⓐ
- 玉ねぎたっぷり豚そぼろ……100g
- にら……40g
- 小麦粉……35g
- かたくり粉……15g
- 卵……小½個（25g）
- 水……大さじ2

ごま油……小さじ1強（5g）

ⓑ
- しょうゆ……小さじ1⅓
- 砂糖……小さじ2弱（5g）
- 酢……大さじ½弱（8g）
- ごま油……大さじ½
- いり白ごま……大さじ½

作り方

1 にらは5mm長さに切り、ⓐの材料を混ぜ合わせる。
2 フライパンにごま油を引き、1を流し入れて両面を焼く。器に盛り、ⓑを混ぜ合わせたたれを添える。

豚そぼろ ポテトチーズ焼き

1人分
エネルギー 183kcal
塩分 0.6g

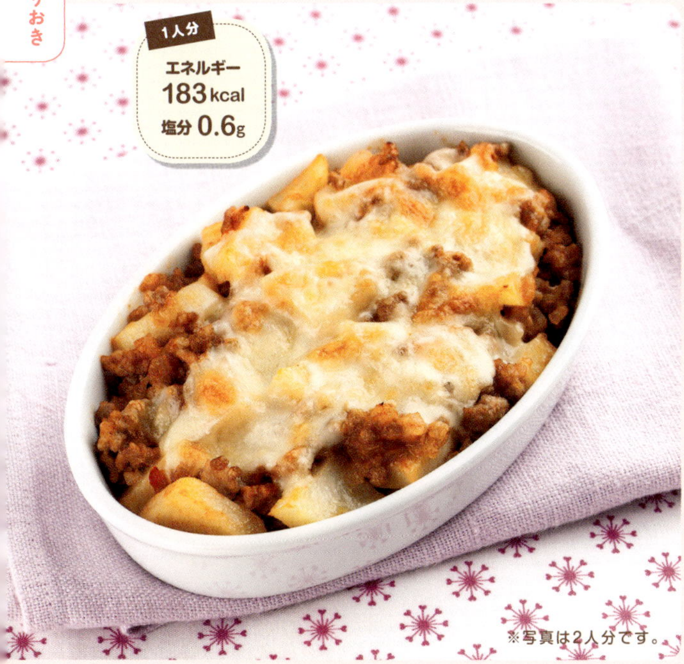
※写真は2人分です。

豚そぼろにトマトソースを加えれば、
あっという間にミートソース風に変身します。

材料（作りやすい量、2人分）

玉ねぎたっぷり豚そぼろ……100g
- じゃが芋……150g
- バター……小さじ1強（5g）

トマトソース……20g
とろけるチーズ……20g

作り方

1 じゃが芋はいちょう切りにして、電子レンジ（600W）で3分30秒加熱する。
2 1のじゃが芋にバターをからめ、玉ねぎたっぷり豚そぼろとトマトソースであえる。
3 耐熱皿に入れ、チーズをのせてオーブントースターで焼く。

DHA・EPAもとれる！

魚の主菜

脂ののった旬の魚を積極的に食べて、DHAやEPAを意識的にとりましょう。
ブリやサバなど青背の魚は特におすすめです。

ブリ大根

煮る前にブリを焼くことで、
香ばしさがつくとともに臭みがとれます。
練りからしで味を引きしめて。

材料（1人分）

- ┌ブリ（切り身）……70g
- └酒……小さじ1
- 油……小さじ1/4
- 大根……150g
- こんぶ（3×5cm）……1枚（3g）
- 水……1/2カップ
- ┌しょうゆ……小さじ1 1/3
- ⓐ砂糖……大さじ1弱（8g）
- └酒……大さじ1
- 練りからし……少量

作り方

1 大根は2cm厚さのいちょう切りにして、米のとぎ汁（分量外）でゆでこぼす。
2 ブリは3等分に切り、酒をふって10分おく。水けをふき、油を引いたフライパンで表面を焼く。
3 なべにこんぶ、水、大根を入れ、煮立ったらこんぶを除く。ⓐを加えて煮る。
4 大根がやわらかくなったら、ブリを加えて煮詰める。
5 器に盛り、からしを添える。

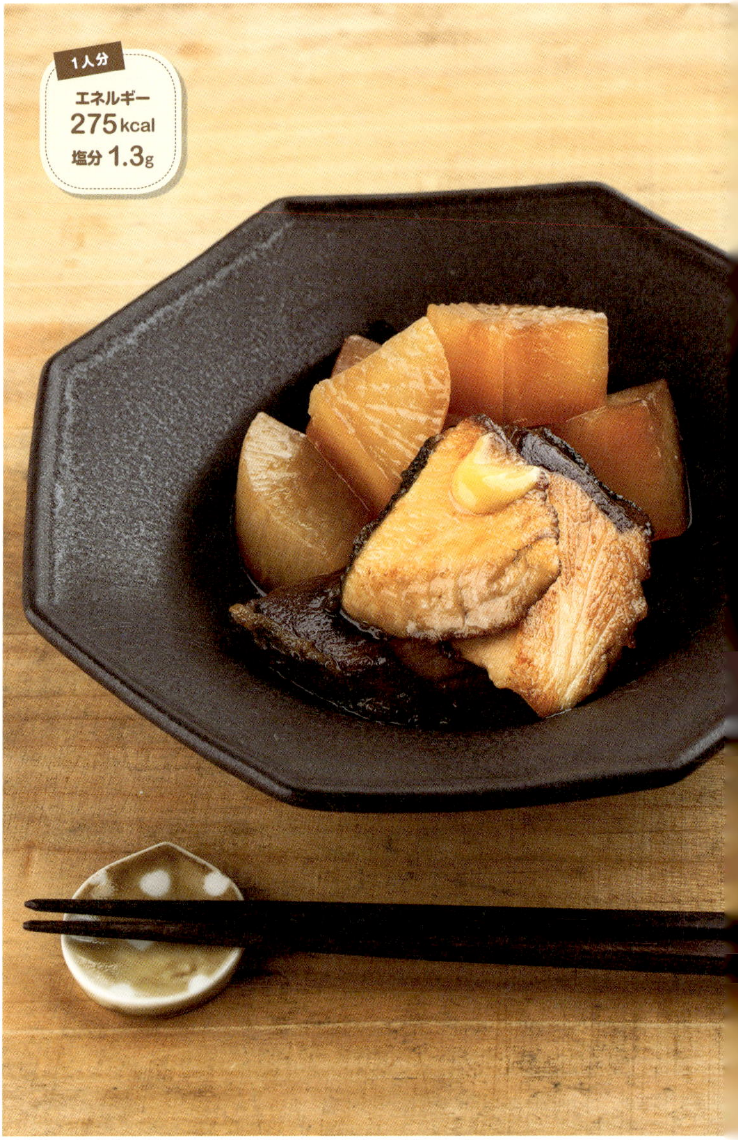

point!

あとで煮るので、1、2では中まで火を通す必要はありません。

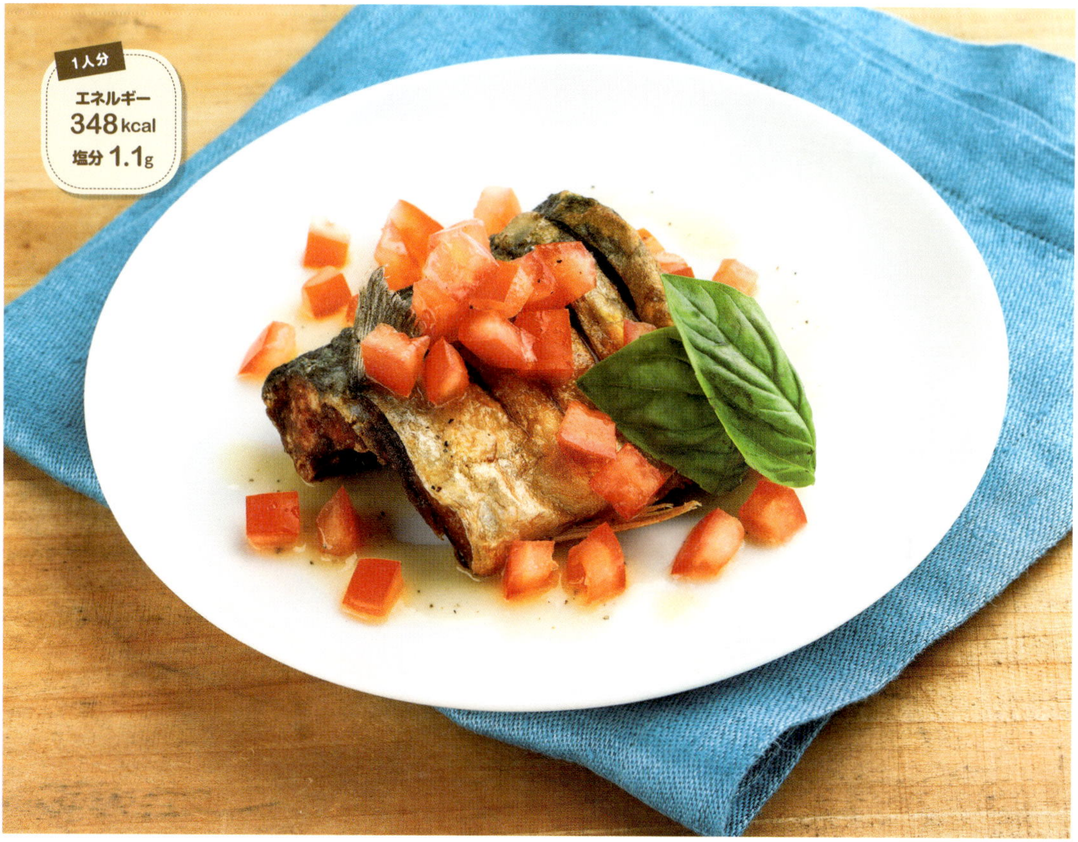
1人分
エネルギー
348kcal
塩分 1.1g

サバのから揚げ レモンバター風味

レモンの酸味とバターの香りで、サバの切り身がおしゃれな洋風の一品に。
サバはフライパンでカリッと焼いてもよいでしょう。太い腹骨は除いておくと食べやすくなります。

材料（1人分）

- 生サバ……100g
- かたくり粉……小さじ2弱（5g）

揚げ油……適量

- バター……小さじ$2\frac{1}{2}$（10g）
- レモン汁……小さじ2
- 塩……ミニスプーン$\frac{1}{3}$強（0.5g）
- 黒こしょう……少量

トマト……30g
バジル……適量

作り方

1. ソースを作る。小さめのなべやフライパンにバターをとかし、レモン汁、塩、こしょうを加えて混ぜ合わせる。
2. トマトはさいの目切りにする。
3. サバは切り目を入れてかたくり粉をまぶし、170℃に熱した揚げ油でカラリと揚げる。
4. 3のサバを器に盛り、2のトマトをのせて1のソースをかける。バジルを飾る。

DHA・EPAもとれる！

カジキのムニエル たっぷりきのこソース

バターでソテーしたきのこをソース代わりにたっぷりとかけて。
淡泊な味わいのカジキにこくとうま味が加わり、食物繊維もアップします。

材料（1人分）

- カジキ（切り身）……70g
- 塩……少量（0.2g）
- こしょう……少量
- 小麦粉……大さじ1弱（8g）

油……小さじ1強（5g）
えのきたけ……50g
しいたけ……30g
玉ねぎ……50g
にんじん……10g
バター……小さじ2½（10g）

ⓐ
- 酒……小さじ½強（3g）
- 顆粒和風だし……小さじ⅓
- めんつゆ（3倍濃縮）……小さじ1弱（5g）
- 水……小さじ2

あらびき黒こしょう……少量

作り方

1 玉ねぎとにんじんは薄切りにし、しいたけとえのきは食べやすい大きさに切る。
2 カジキは塩とこしょうをふり、小麦粉をまぶす。フライパンに油を引いてムニエルにする。
3 フライパンにバターをとかして1をいため、ⓐを加えて調味する。仕上げに黒こしょうをふる。
4 2のカジキを器に盛り、3のきのこソースをかける。

point!

仕上げに加える黒こしょうが、きのこソースの味の決め手です。量は好みで加減してください。

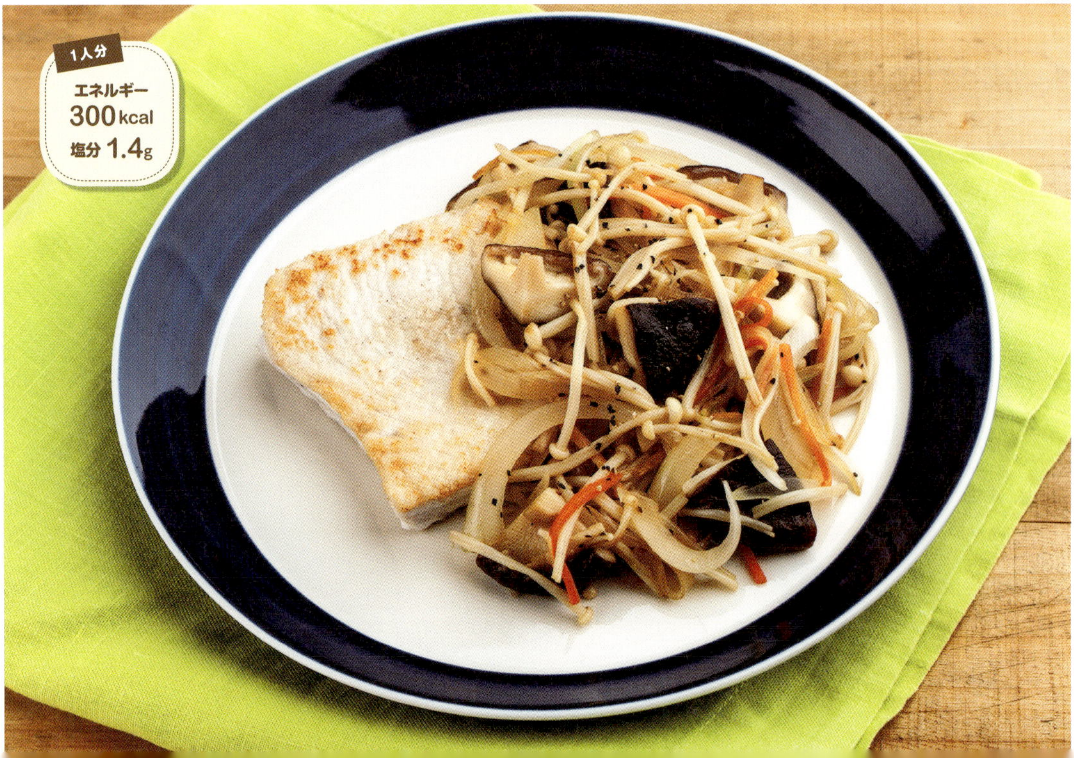
1人分
エネルギー 300kcal
塩分 1.4g

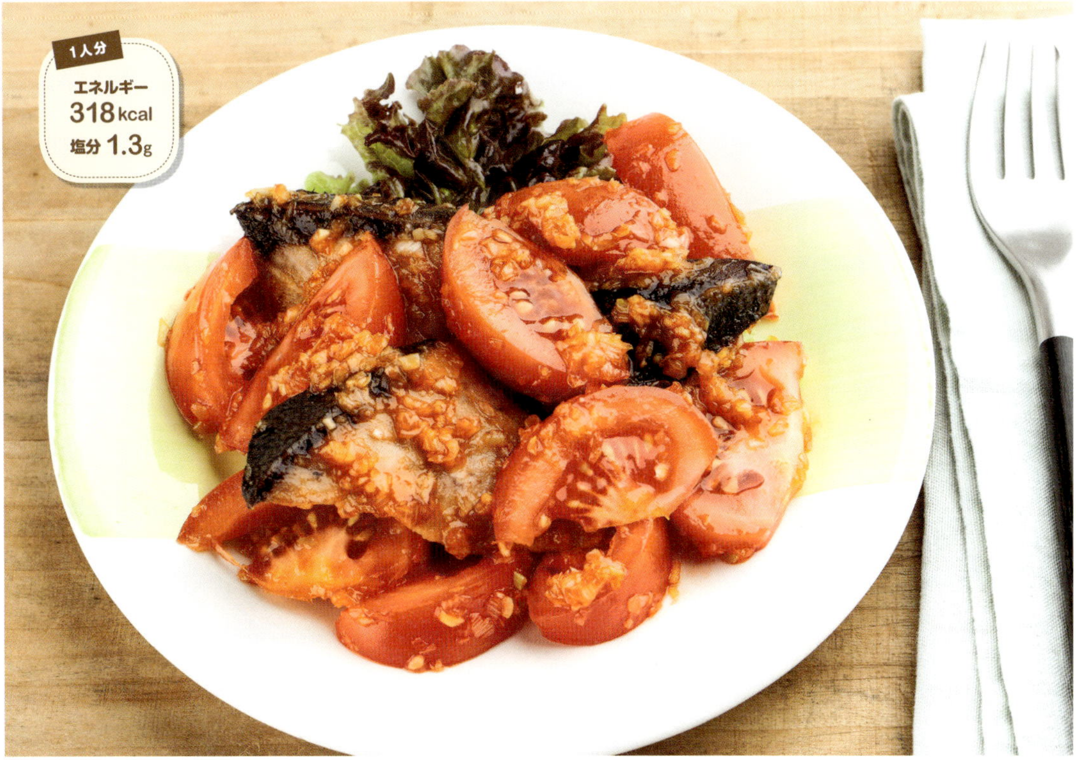
1人分
エネルギー
318kcal
塩分 1.3g

ブリとトマトのチリいため

豆板醤《とうはんじゃん》の辛味と香味野菜の風味をきかせたエビチリのような味つけが、ブリとマッチ。
トマトもたっぷり食べられる、新感覚の魚料理です。

材料（1人分）

	ブリ（切り身）	70g
	塩	ミニスプーン1/4(0.3g)
	こしょう	少量
	小麦粉	大さじ1強(10g)
油		小さじ1弱(3g)
トマト		100g
ⓐ	ねぎ	30g
ⓐ	にんにく	5g
ⓐ	しょうが	3g
ⓐ	砂糖	小さじ2
ⓐ	顆粒中華だし	小さじ1/3
ⓐ	ケチャップ	大さじ1/2強(10g)
ⓐ	豆板醤	ミニスプーン1弱(1g)
サニーレタス		5g

作り方

1. トマトはくし形切りに、ⓐのねぎ、しょうが、にんにくはみじん切りにする。
2. ブリは食べやすい大きさのそぎ切りにして、塩とこしょうをふる。小麦粉をまぶし、油を引いたフライパンで焼く。
3. フライパンにⓐを入れていため合わせ、煮詰める。
4. ブリとトマトを加えて全体を混ぜる。
5. 器にサニーレタスを敷き、4を盛る。

point!

豆板醤には辛味だけでなく塩分も多いので、きちんと計量して少量にとどめましょう。

DHA・EPAもとれる!

魚の主菜

缶詰めで手軽に!

「生の魚は調理がめんどうで…」というかたは、缶詰めを使った料理に挑戦してみてください。下ごしらえ不要で簡単に作れます。常温で長期保存できるのもよいところです。

[便利に使える魚の缶詰め]

水煮缶詰め

水煮とはいえ塩分を多く含むので、食べるときは汁をよく切り、レモン汁などの酸味で食べるのがおすすめです。

ホタテやアサリの水煮缶詰めは、うま味のある缶汁ごと料理に使いますが、その分、調味料を減らして塩分を調整しましょう。

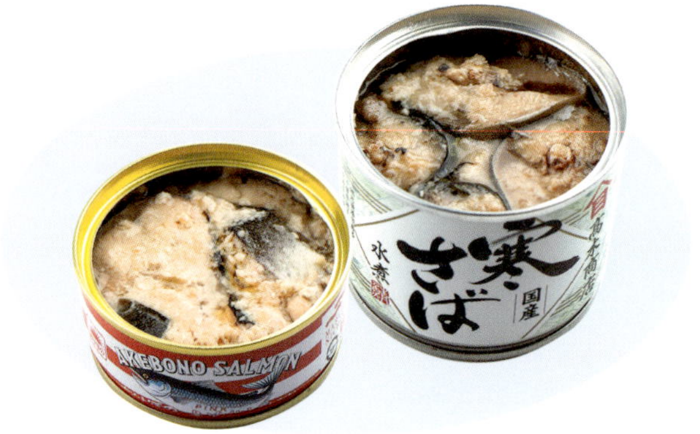

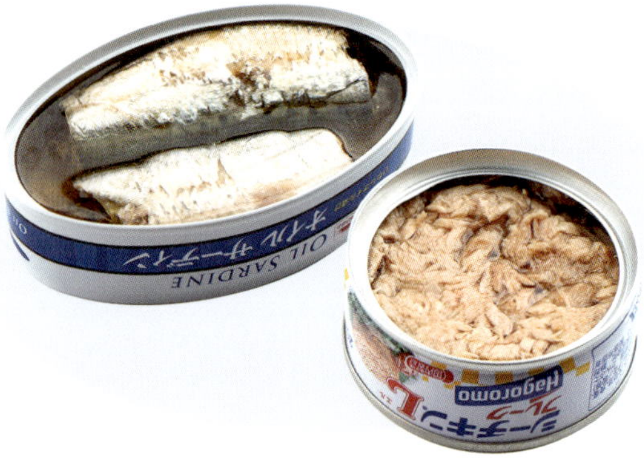

オイル漬け缶詰め

ツナ缶やオイルサーディンが代表的です。水煮缶詰めと同様に塩分を多く含むものもあるので、調味料を足さずに柑橘《かんきつ》類の搾り汁などでさっぱりといただきましょう。

サラダやいため物に使う場合は、缶のオイルも使えます。

味つきの缶詰めは塩分に注意!

魚の缶詰めには、みそ煮、しょうゆ煮、かば焼きなど味つきのものも多くありますが、これらは味つけが濃く塩分が多めです。食べる場合は、かならず缶汁を残してください。また、うす味の料理と組み合わせてバランスをとるようにしましょう。

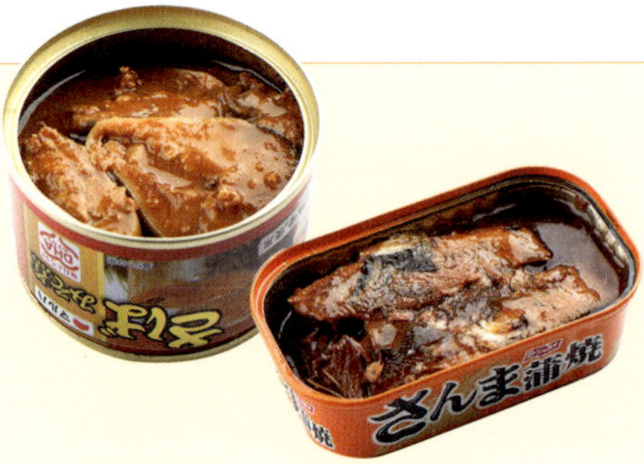

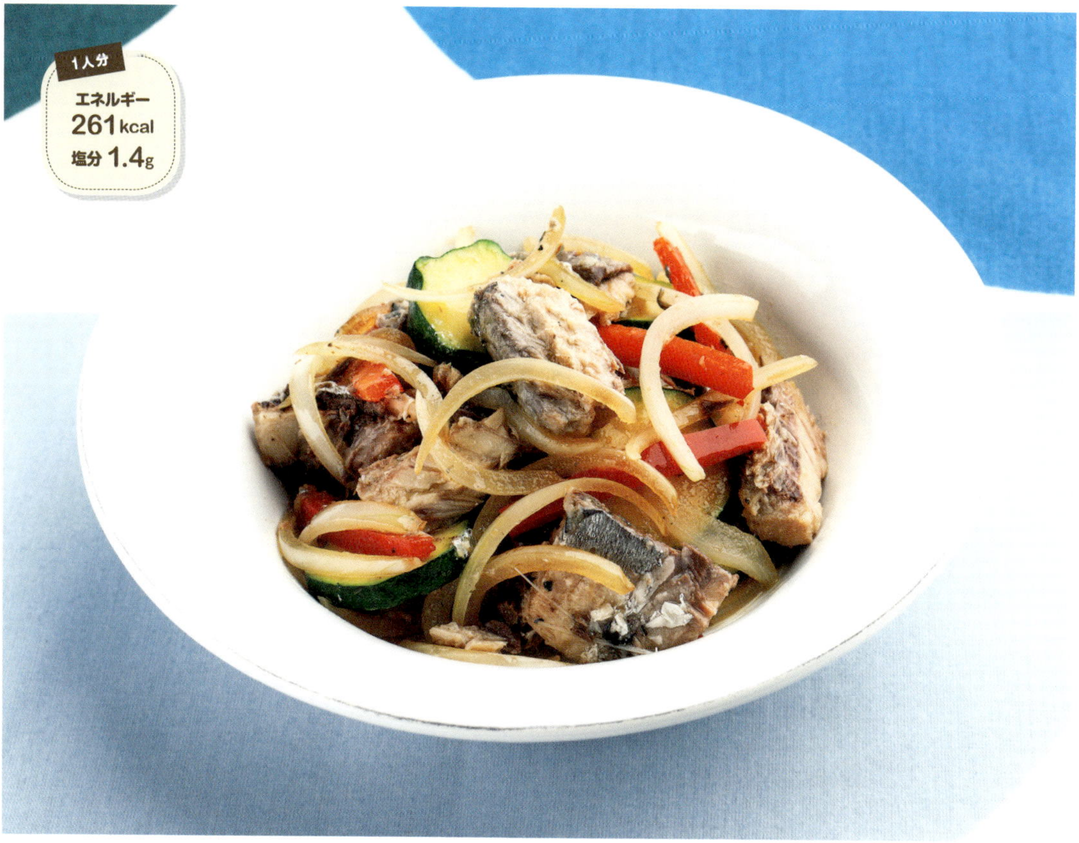
1人分
エネルギー
261kcal
塩分1.4g

サバ缶とズッキーニのさっぱりいため

缶詰めの塩分があるので、少量のしょうゆだけでしっかりした味つけに。
酢を加えるとこくが出て魚臭さもやわらぎます。サバ缶をオイルサーディンにかえてもよいでしょう。

材料（1人分）

サバ水煮缶詰め	100g
玉ねぎ	50g
ズッキーニ	30g
パプリカ（赤）	10g
オリーブ油	小さじ1強（5g）
にんにく	1g
酢	小さじ1
しょうゆ	小さじ½
こしょう	少量

作り方

1 サバ缶は汁けをきる。にんにくはみじん切りにする。
2 玉ねぎとパプリカは5mm厚さにスライスし、ズッキーニは8mm厚さの輪切りにする。
3 フライパンにオリーブ油とにんにくを入れ、2の野菜を加えてさっといためる。
4 酢、しょうゆ、こしょうで調味し、サバ缶を軽くほぐして加え、全体をざっくり混ぜ合わせる。

サケ缶と白菜のあっさり煮

野菜もたっぷり食べられる手軽な煮物。季節によっては白菜をキャベツにかえてもかまいません。
しょうがをきかせると、ぐっと風味がよくおいしくなります。

材料（1人分）

サケ水煮缶詰め……100g
白菜……100g
大根……20g
- しょうが……5g
- めんつゆ（3倍濃縮）……大さじ$\frac{1}{2}$弱（10g）
- 水……大さじ$1\frac{1}{3}$

作り方

1 白菜は食べやすい大きさに切り、大根はいちょう切りにする。しょうがはすりおろす。
2 なべにめんつゆ、水、しょうがを入れ、白菜と大根を加えて煮る。
3 野菜に火が通ったら、サケ缶を加えてくずさないように煮る。

point!
しょうがをすりおろすのがめんどうなら、せん切りや薄切りでもOK。味の決め手になるのでかならず加えましょう。

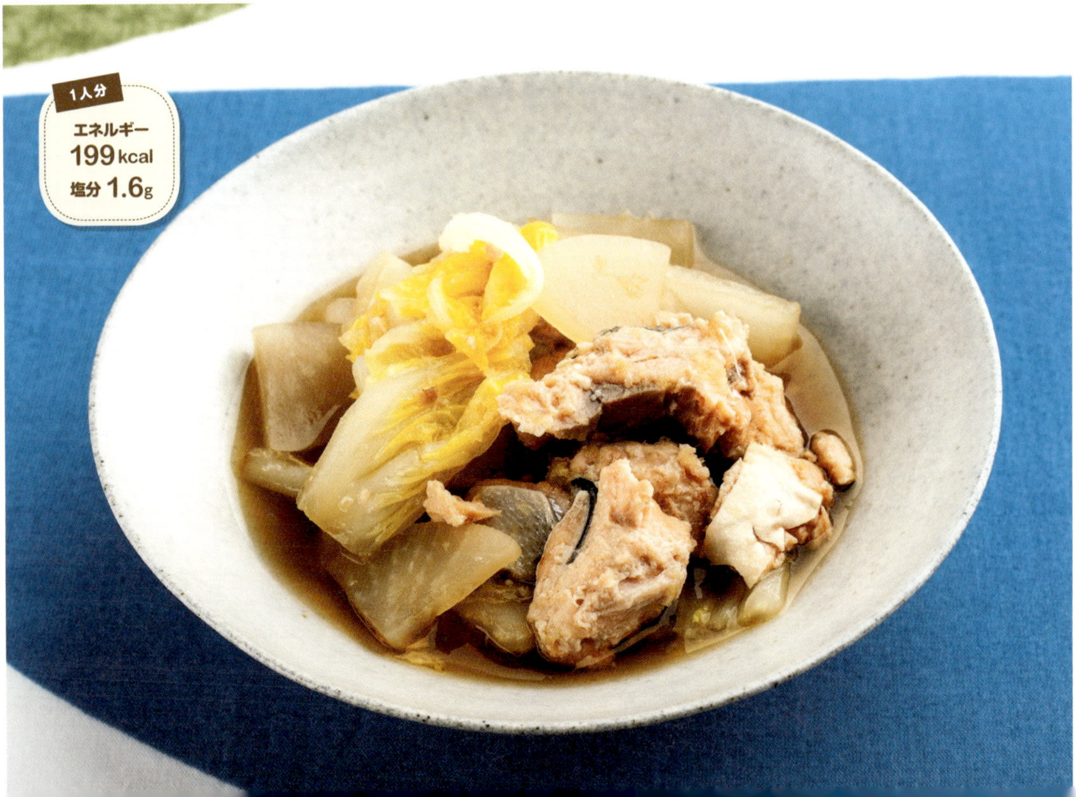

1人分
エネルギー 325kcal
塩分 1.7g

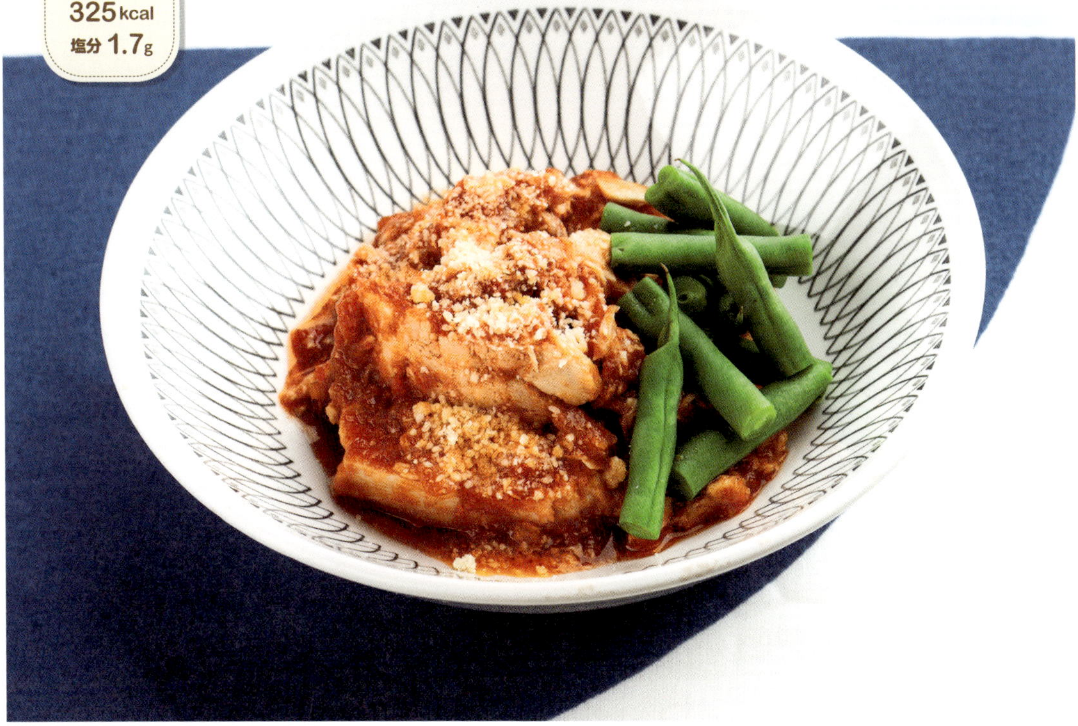

ツナ缶のトマト煮

ツナ缶はフレークタイプが定番ですが、ごろっとしたブロックタイプのものを使うと、しっかり食べごたえのある主菜になります。オイルサーディンで作ってもおいしくできます。

材料（1人分）

- ツナ油漬け缶詰め（ブロック）……100g
- トマトソース……50g
- さやいんげん……20g
- 粉チーズ……小さじ1

作り方

1 なべにトマトソースとツナ缶を入れ、くずれないように煮る。
2 いんげんは筋を除き、食べやすい長さに切ってゆでる。
3 1を器に盛って粉チーズをふり、いんげんを添える。

point!

ツナ缶をフレークタイプのものにかえ、ソースとしてパスタにかけるのもおすすめです。

具だくさんで栄養たっぷり！

卵の主菜

焼く、ゆでる、いためるなど、さまざまな食べ方ができる卵。
ほかの食材と組み合わせるとボリュームも栄養価も増して、主菜としての存在感がアップします。

スパニッシュオムレツ

芋と野菜がたくさん入ってボリューム満点。
食べごたえのある卵料理です。

材料（作りやすい量、3人分）

- 卵……小5個（250g）
- じゃが芋……250g
- 玉ねぎ……150g
- ピーマン……30g
- オリーブ油……小さじ2½
- 塩……ミニスプーン1弱（1g）
- こしょう……少量
- オリーブ油……小さじ2½
- ケチャップ……大さじ1⅔

作り方

1 じゃが芋は1㎝角に切り、かためにゆでる。玉ねぎとピーマンは薄切りにし、オリーブ油でいためる。

2 ボールに卵をときほぐし、1、塩、こしょうを加えて混ぜ合わせる。

3 フライパンにオリーブ油を引き、2の卵液を流し入れる。火が通ってきたら返して裏面も焼く。

4 器に盛り、ケチャップを添える。

point!

具が多く、返すときに形がくずれやすいので注意が必要です。焼けた面を下にしたまま滑らせて皿にとり、皿にフライパンをかぶせて皿ごと返すとよいでしょう。

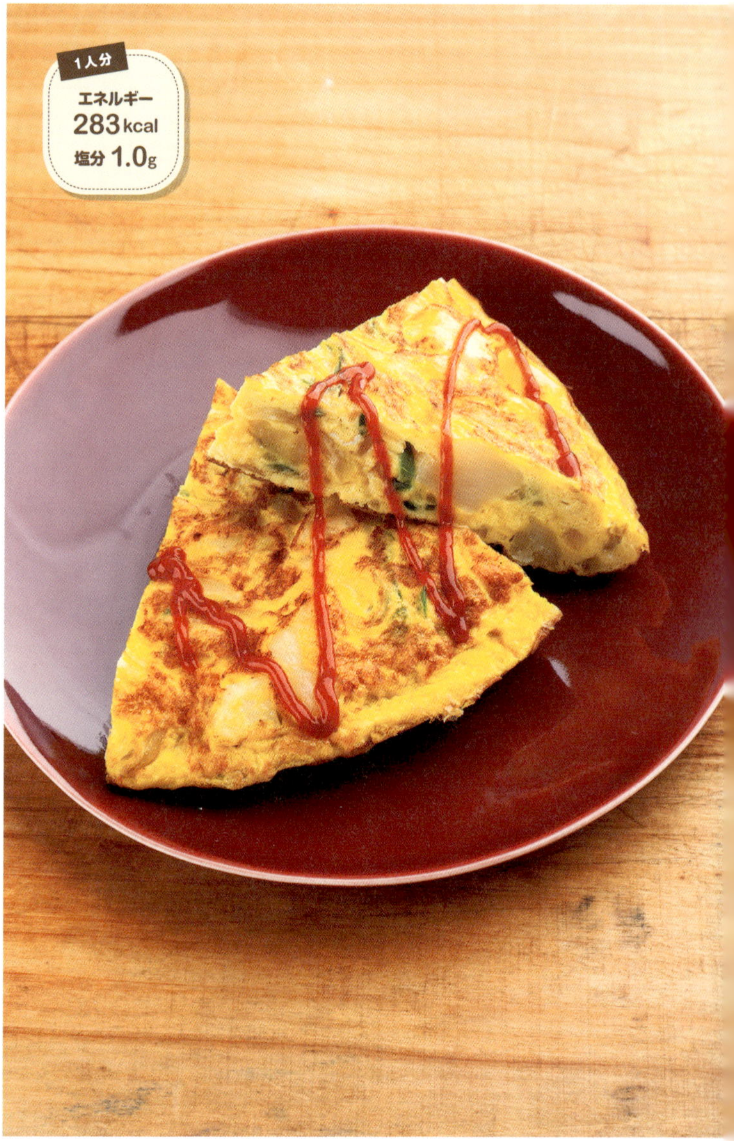

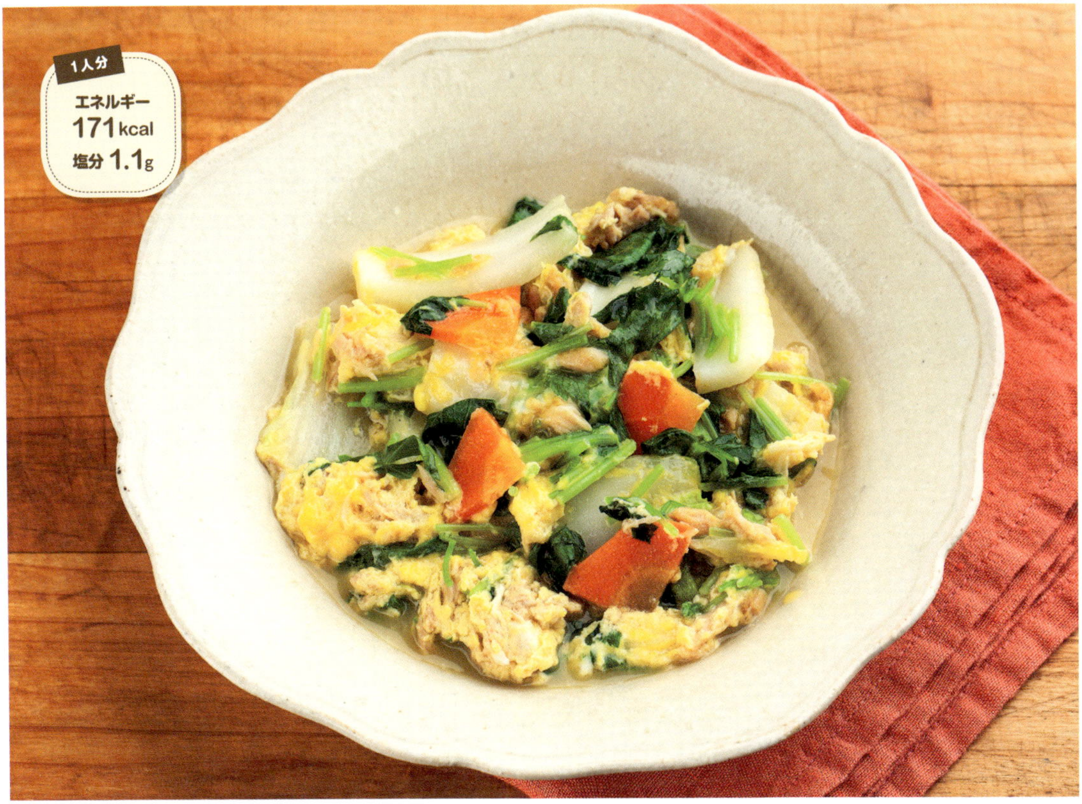

ツナ缶の和風卵とじ

あっさり味で朝食にもぴったり。この一品で副菜も兼ねることができます。
ツナ缶の代わりにサバやサケの水煮缶を使っても同様に作れます。

材料（1人分）

- 卵 …… 小1個（50g）
- ツナ油漬け缶詰め …… 30g
- 白菜 …… 50g
- にんじん …… 10g
- 三つ葉 …… 10g
- 水 …… 大さじ$1\frac{1}{3}$
- 顆粒和風だし …… ミニスプーン1弱（0.5g）
- しょうゆ …… 小さじ$\frac{1}{2}$

作り方

1. 白菜は3cm長さに切り、にんじんはいちょう切りにする。三つ葉は2cm長さに切る。
2. なべに水、顆粒だし、しょうゆを入れ、白菜とにんじんを加えて煮る。
3. 火が通ったらツナ缶と三つ葉を加える。
4. ボールに卵をときほぐし、3にまわし入れる。卵が好みのかたさになったら火を消す。

point!

野菜は玉ねぎ、青菜など好みのものにかえてもかまいません。

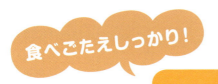

豆・豆製品の主菜

主菜として食べる場合は、少量の肉と合わせてたんぱく質、脂質、エネルギーをプラス！
豆は市販品の水煮やドライパックを使えば手軽です。

3種豆のチリビーンズ

ゆで豆には食物繊維がたっぷり含まれていて、ビタミンＢ群やミネラルも豊富です。

1人分
エネルギー 255kcal
塩分 1.6g

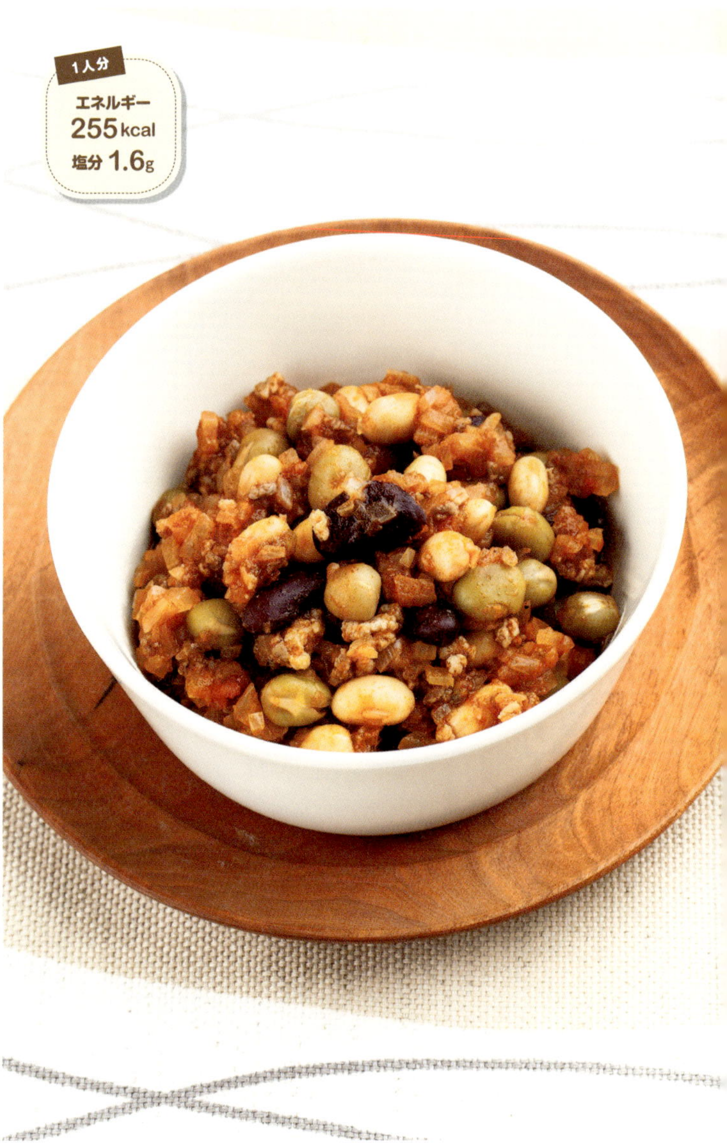

材料（1人分）

- ゆで大豆……20g
- ゆでいんげん豆……20g
- ゆでえんどう豆……20g
- 牛豚ひき肉……40g
- 玉ねぎ……100g
- にんにく……3g
- トマト水煮缶詰め（ホール・食塩無添加）……50g
- 固形コンソメ……小$\frac{1}{2}$個（2g）
- ⓐケチャップ……大さじ$\frac{1}{2}$強（10g）
- ⓐチリパウダー、ガラムマサラ……各0.5g
- ⓐこしょう……少量

作り方

1. 玉ねぎとにんにくはみじん切りにする。
2. なべにひき肉、にんにく、玉ねぎを入れていため、コンソメ、トマト水煮缶、豆を加えて煮込む。
3. ⓐを加えてさらに煮込む。
4. 全体に味がなじんだら、火を消して器に盛る。

point!

チリパウダー、ガラムマサラは小さじ$\frac{1}{4}$ほどで0.5gです。チリパウダーには塩分が含まれるので適量を使いましょう。

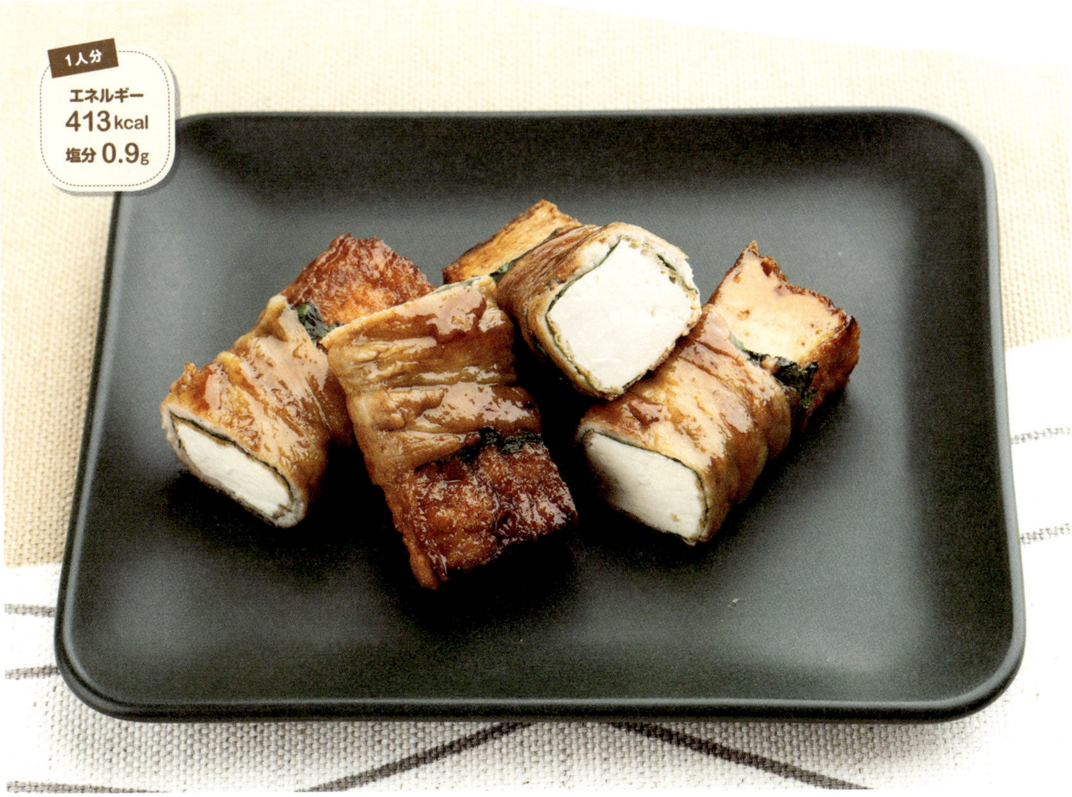

1人分
エネルギー
413kcal
塩分 0.9g

厚揚げの肉巻き

厚揚げは、油で揚げてある分、豆腐よりもエネルギーが多く主菜向きの素材です。
食べるときに舌に触れる外側の部分にたれをからめるので、しっかりと味を感じます。

材料（1人分）

厚揚げ	$\frac{1}{2}$枚（140g）
青じそ	2g
豚バラ肉	40g
かたくり粉	小さじ2弱（5g）
水	小さじ1
ⓐ しょうゆ	小さじ1
ⓐ 酒	大さじ$\frac{1}{2}$
ⓐ みりん	小さじ$\frac{1}{2}$
ⓐ 砂糖	小さじ1

作り方

1 厚揚げは細長く切り、青じそと豚肉で巻き、端を水ときかたくり粉でとめる。
2 フライパンで1の表面を焼き、ⓐを加えて煮からめる。
3 半分に切って器に盛る。

point!

豚バラ肉には脂が多いので、フライパンで焼くと余分な脂がしみ出てきます。キッチンペーパーでふきとりましょう。脂を除いたほうが、たれの味もからみやすくなります。

ビタミン・ミネラルを「副菜」でとる！

ビタミン・ミネラルを充分にとるには、副菜を充実させて野菜をしっかり食べることがたいせつです。副菜はサブのおかずですから、手軽なものでOK！「プラス１品」を心がけましょう。

副菜を手軽に作るポイント！

材料も調理法もごくシンプルでOK

野菜を切っただけ、ゆでただけでも立派な副菜です。材料が１種類でもかまいません。調味料やスパイスもじょうずに使って変化をつけましょう。

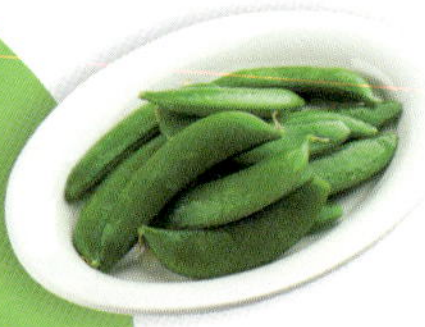

冷凍野菜を活用！

長期保存がきく冷凍野菜を常備しておけば、思い立ったときにすぐに副菜を追加できます。カット済みで下ごしらえ不要なのも魅力です。

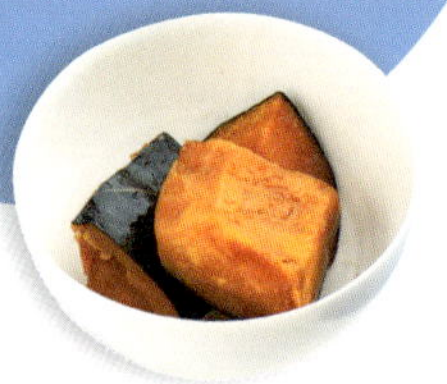

作りおきをアレンジ

まとめて多めに作っておけば、器に盛るだけで副菜を１品プラスできます。別の材料と組み合わせて、アレンジ料理も手軽に楽しめます。

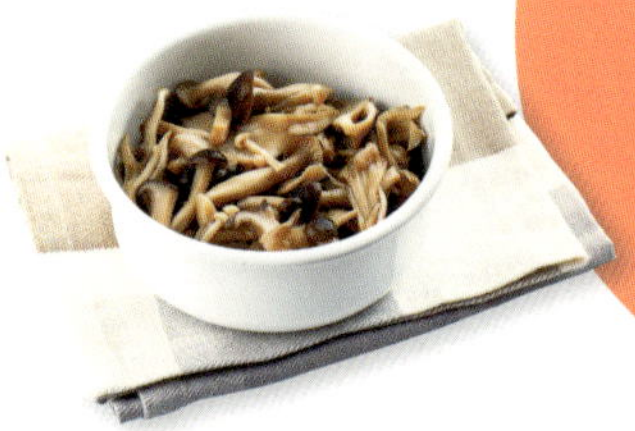

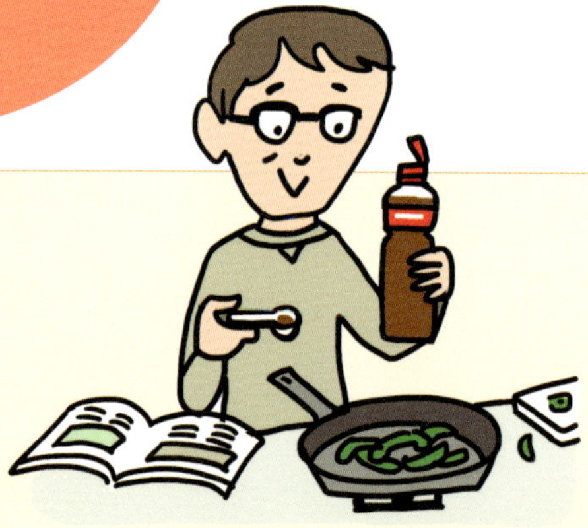

味つけのくふうで塩分は控えめに！

味つけには、うま味やこく、酸味、香りをいかし、減塩を心がけましょう。調味料をきちんと計量することもたいせつです。サラダやお浸しは、食卓で調味料をかけるより、食べる前にあえて全体に味をつけておいたほうが減塩になります。

ササッと作れる
シンプル副菜

特にカロテンを多く含む「緑黄色野菜」を使った手軽な副菜をご紹介します。
材料も調味料もシンプルなものばかりです。

アスパラのきんぴら

味つけはめんつゆだけ！
彩りに加えるにんじんは省略しても OK です。

材料（1人分）

グリーンアスパラガス……50g
にんじん……5g
油……小さじ1弱（3g）
めんつゆ（3倍濃縮）……小さじ1
水……大さじ1
いり白ごま……ミニスプーン1強（0.5g）

作り方

1 アスパラガスは根元とはかまを除き、にんじんと同じぐらいの長さの細切りにする。
2 フライパンに油を引いて1をいため、水で割っためんつゆで調味する。
3 器に盛り、ごまをふる。

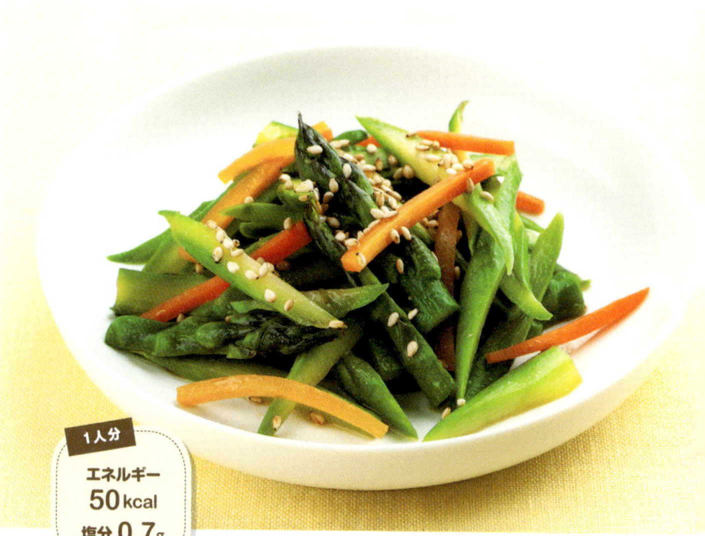

1人分
エネルギー 50kcal
塩分 0.7g

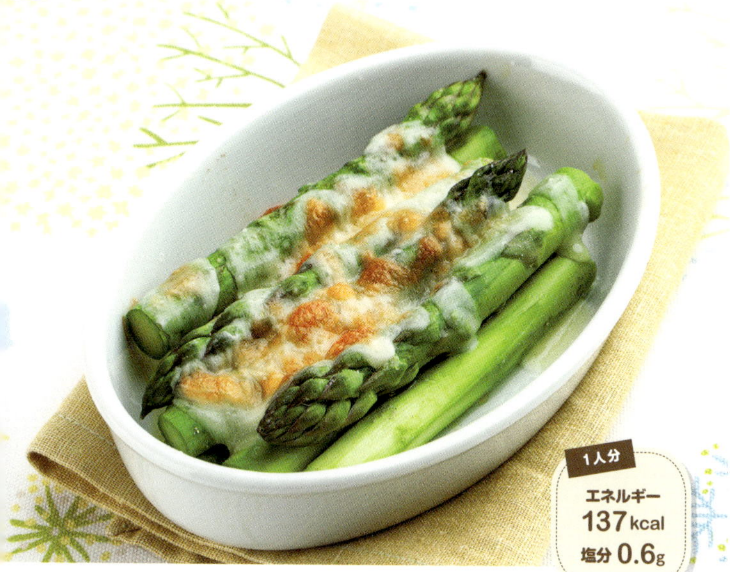

1人分
エネルギー 137kcal
塩分 0.6g

アスパラのチーズ焼き

皿に並べて調味料とチーズをふったら、
あとはオーブントースターにお任せ。

材料（1人分）

グリーンアスパラガス……100g
こしょう……少量
オリーブ油……小さじ1弱（5g）
とろけるチーズ……20g

作り方

1 アスパラガスは根元とはかまを除き、半分に切る。
2 耐熱皿にアスパラガスを並べ、こしょうとオリーブ油をかけ、全体にチーズをふる。
3 チーズに焼き色がつき、アスパラガスに火が通るまでオーブントースターで5～6分焼く。

スナップえんどうと油揚げのさっと煮

油揚げに煮汁がよくしみて、
少なめの調味料でも味をしっかり感じます。

材料（1人分）

スナップえんどう…………80g
油揚げ…………20g
めんつゆ（3倍濃縮）…………小さじ1弱（6g）
水…………大さじ1

作り方

1 スナップえんどうは筋を除き、斜めに切る。油揚げは食べやすい大きさに切る。
2 なべに水で割っためんつゆを入れ、油揚げを煮る。
3 スナップえんどうを加えて軽く煮る。

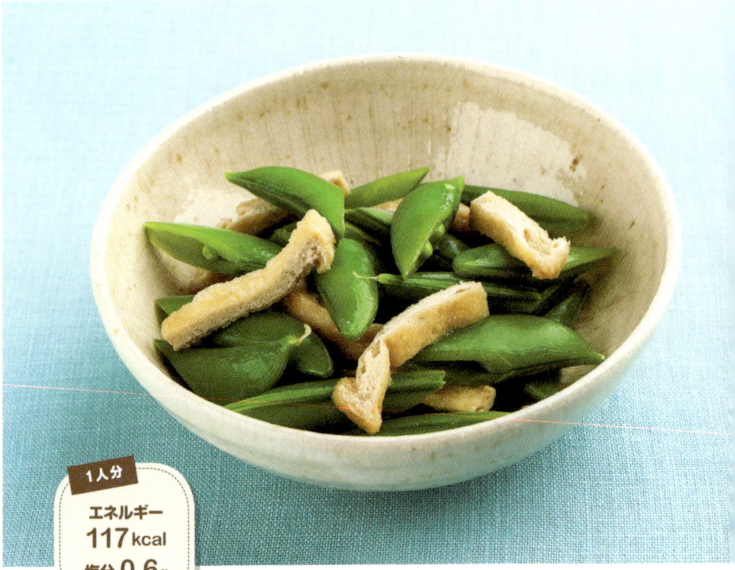

1人分
エネルギー 117kcal
塩分 0.6g

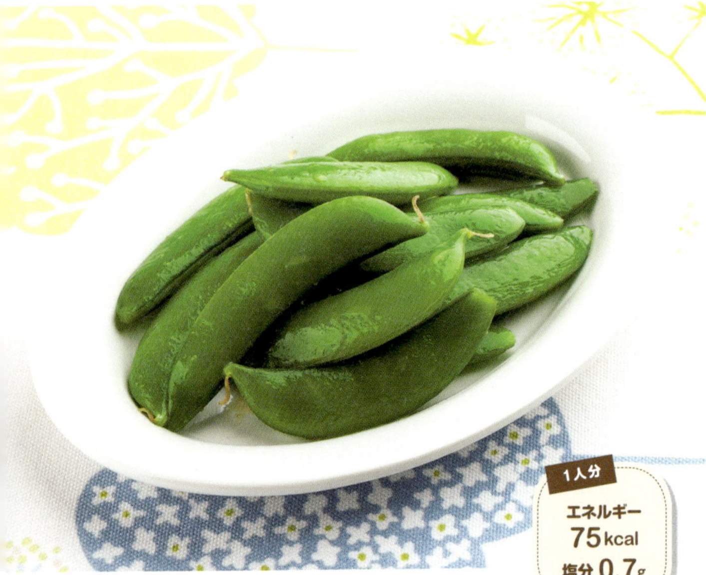

1人分
エネルギー 75kcal
塩分 0.7g

スナップえんどうのバターめんつゆいため

めんつゆの和風味とバターの香りが
ほどよくマッチしてくせになるおいしさです。

材料（1人分）

スナップえんどう…………80g
バター…………小さじ1弱（5g）
塩…………ミニスプーン¼（0.3g）
こしょう…………少量
めんつゆ（3倍濃縮）…………小さじ½弱（5g）

作り方

1 スナップえんどうは筋を除く。
2 フライパンにバターをとかし、1をいためる。
3 火が通ったら塩とこしょうをふり、めんつゆをからめる。

ピーマンのおかかいため

調味料を吸ったごまと削りガツオが全体にからみ、
ごはんのともになる味つけです。

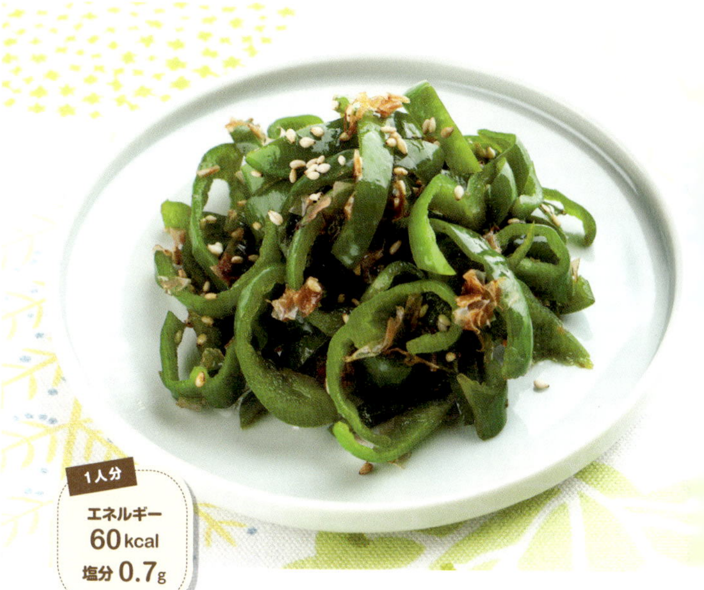

1人分
エネルギー 60kcal
塩分 0.7g

材料（1人分）

ピーマン……60g
油……小さじ1弱（3g）
ⓐ
- 酒……小さじ½強（3g）
- 砂糖……小さじ⅔
- しょうゆ……小さじ1弱（5g）

いり白ごま……ミニスプーン1強（0.5g）
削りガツオ……0.5g

作り方

1 ピーマンは横に細く切る。
2 フライパンに油を引き、ピーマンをいためる。
3 ⓐで調味し、ごまと削りガツオをふって全体を混ぜる。

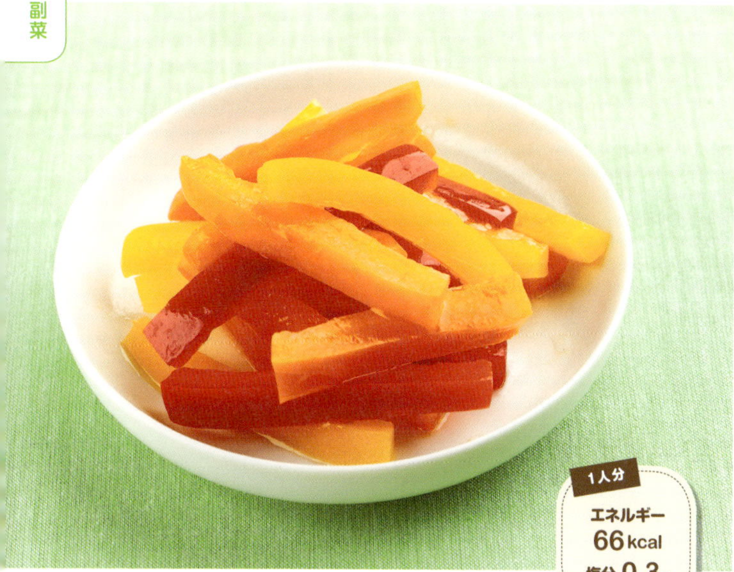

1人分
エネルギー 66kcal
塩分 0.3g

パプリカの即席ピクルス

まとめて作りおきできる副菜です。
塩分が少なめなので冷蔵庫で保存しましょう。

材料（作りやすい量、2人分）

パプリカ（赤・黄・オレンジ）……合わせて120g
ⓐ
- 酢……大さじ1⅓
- オリーブ油……小さじ2½
- 塩……ミニスプーン½（0.6g）
- こしょう……少量

作り方

1 パプリカは縦に細長く切り、ゆでる。
2 ⓐを混ぜ合わせてピクルス液を作る。
3 1を熱いうちにピクルス液につける。

ササッと作れる

シンプル副菜

にんじんしりしり

にんじんを甘辛くいためた、ごはんが進む副菜。
ツナや卵でたんぱく質も補えます。

材料（作りやすい量、4人分）

にんじん……200g
ツナ油漬け缶詰め……70g
卵……小1個（50g）
ⓐ 砂糖……大さじ1
ⓐ 酒……小さじ2
ⓐ しょうゆ……小さじ2

作り方

1 にんじんはせん切りにする。卵はときほぐす。
2 フライパンにツナ缶を油ごと入れ、にんじんを加えていためる。
3 ⓐで調味し、卵を加えて全体にからめる。

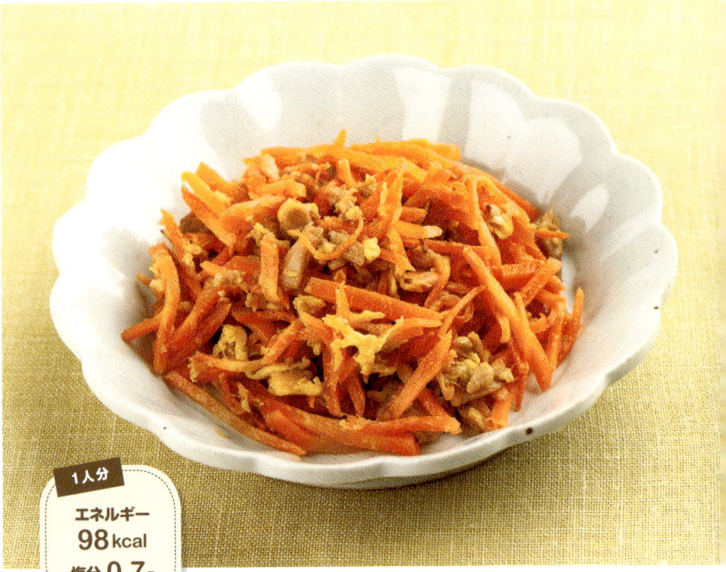

1人分
エネルギー 98kcal
塩分 0.7g

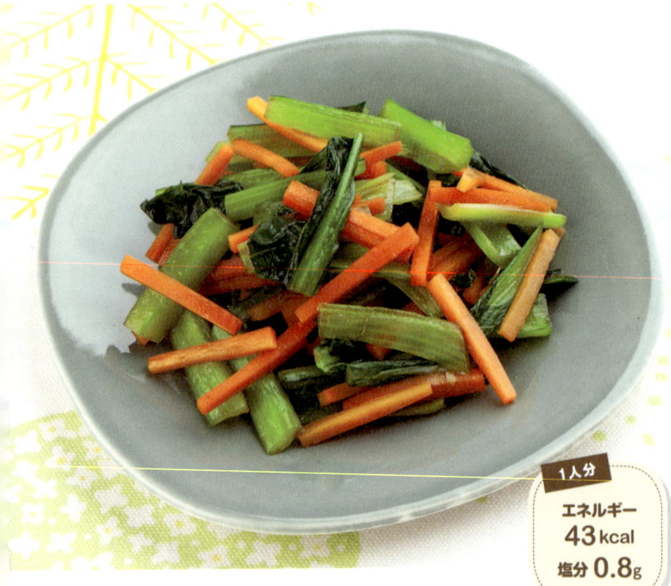

1人分
エネルギー 43kcal
塩分 0.8g

小松菜とにんじんのオイスターソースいため

オイスターソースは味にくせがあるので、
しょうゆと合わせて独特のこくをいかします。

材料（1人分）

小松菜……60g
にんじん……30g
ごま油……小さじ$\frac{1}{2}$
しょうゆ……小さじ$\frac{2}{3}$
オイスターソース……小さじ$\frac{1}{3}$

作り方

1 にんじんは3cm長さの細切りにする。小松菜は3cm長さに切る。
2 フライパンにごま油を熱し、にんじんと小松菜をいため、しょうゆとオイスターソースで調味する。

にらのユッケ風

**ビタミン豊富なにらを卵黄とごま油でこくのある一品に。
にらは短めに切ったほうが食べやすいでしょう。**

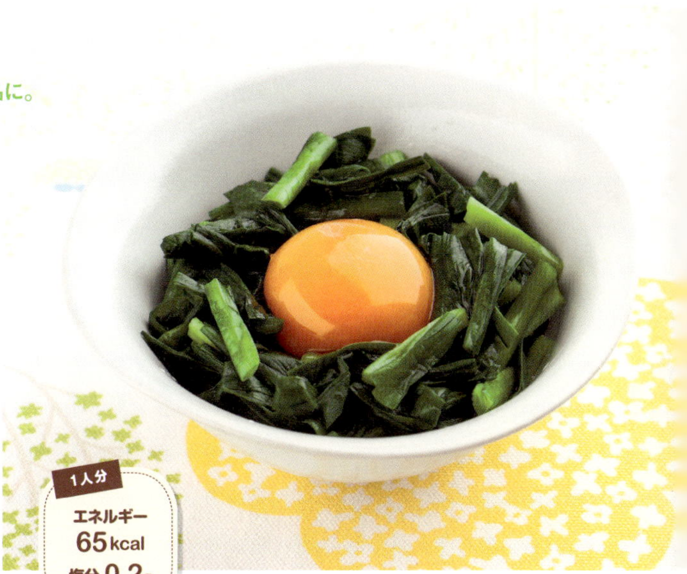

1人分
エネルギー 65kcal
塩分 0.2g

※写真は2人分です。

材料（作りやすい量、2人分）

にら……100g
［めんつゆ（ストレート）……大さじ½強（10g）
［ごま油……小さじ1弱（3g）
卵黄……1個（20g）

作り方

1 にらはゆでて食べやすい長さに切り、中央をくぼませて器に盛る。
2 めんつゆとごま油をよく混ぜ合わせ、1にかける。
3 にらの中央に卵黄をのせる。かき混ぜて食べる。

にら巻き棒ギョーザ

**具はにらのみのシンプルなギョーザ。
棒状に巻くだけなので包む手間はありません。**

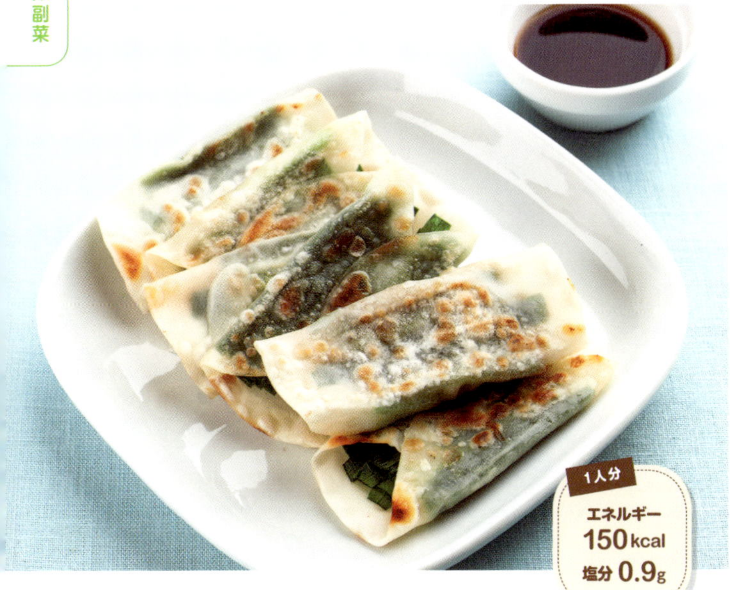

1人分
エネルギー 150kcal
塩分 0.9g

材料（1人分）

［にら……50g
［しょうゆ……小さじ⅓
ギョーザの皮……30g
ごま油……小さじ1強（5g）
［しょうゆ……小さじ⅔
［酢……大さじ½強（8g）

作り方

1 にらは5cm長さに切ってしょうゆをまぶし、ギョーザの皮で棒状に巻く。
2 フライパンにごま油を引いて1を並べ、水小さじ1（分量外）を入れて蒸し焼きにする。
3 酢じょうゆを添える。

下ごしらえ不要！

冷凍野菜で簡単副菜

下処理の必要がない、必要な分だけ使えて経済的、長期保存ができるなど、
冷凍野菜には多くのメリットがあります。
おいしく使うためには、袋の表示どおりに解凍しましょう。

［ 便利に使える市販の冷凍野菜 ］

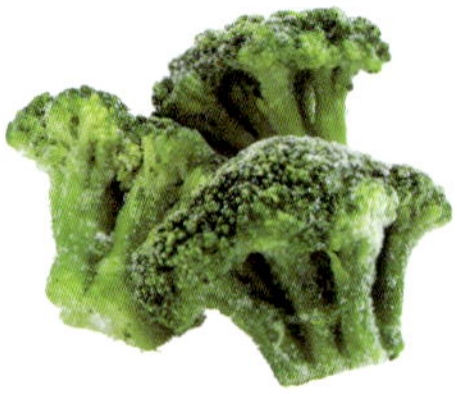

ブロッコリー

香味野菜などで風味をつけると、冷凍野菜特有のにおいも気になりません。冷凍技術の発達で食感もよくなっています。

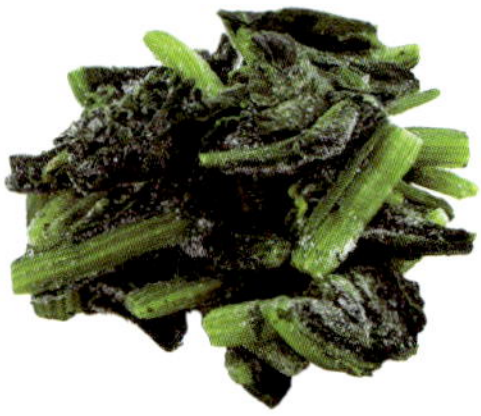

ほうれん草

栄養価の高い旬の時期に収穫したものを冷凍するので、ビタミンも豊富です。加熱しすぎないほうが食感よく仕上がります。

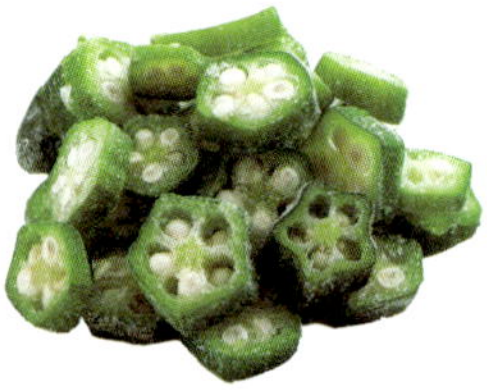

オクラ

刻んだものが一般的。バラバラになっているので必要な分だけとり出して使えて便利です。

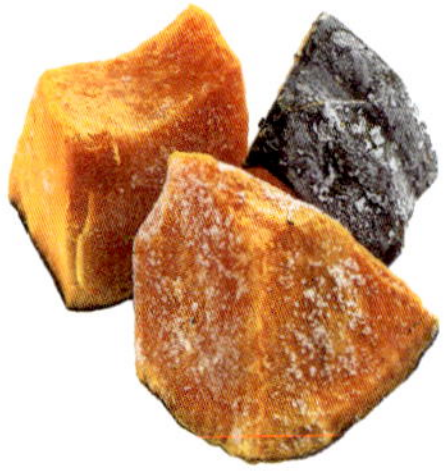

かぼちゃ

生だとかたくて切るのがたいへんなかぼちゃも、冷凍なら気軽に使えます。生よりも加熱時間短めで火が通ります。

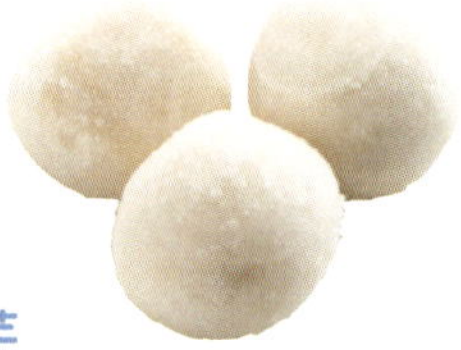

里芋

皮をむいたりぬめりを除いたりする手間もなく、煮るときは凍ったままで OK です。大きさがそろっているので均一に味がつきます。

栄養価は生の野菜と違うの？

収穫した野菜を急速凍結しているので、栄養素の大きな損失はありません。旬の時期に収穫し、適切に冷凍されたものは、旬をはずれた生野菜より栄養価が高い場合も。

また、生野菜は保存中に鮮度とともに栄養価が落ちますが、冷凍野菜ではそのような心配もありません。

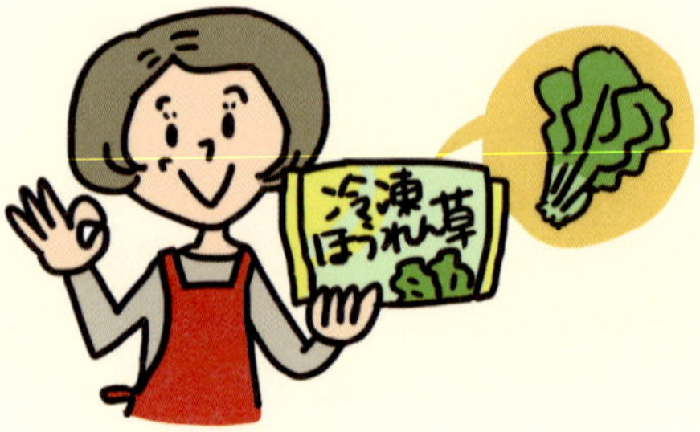

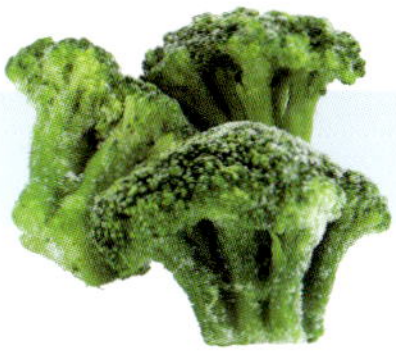

冷凍ブロッコリーを使って…

ブロッコリーの わさびマヨネーズ

マヨネーズにわさびの辛味と香りをプラス。
わさびの量は適宜調節して好みの辛さに。

材料（1人分）

冷凍ブロッコリー……100g
ⓐ 練りわさび……小さじ½強（3g）
ⓐ マヨネーズ……小さじ1強（5g）
ⓐ しょうゆ……小さじ⅓

作り方

1 ブロッコリーは電子レンジで解凍し、水分を除く。
2 ⓐを混ぜ合わせて1をあえ、器に盛る。

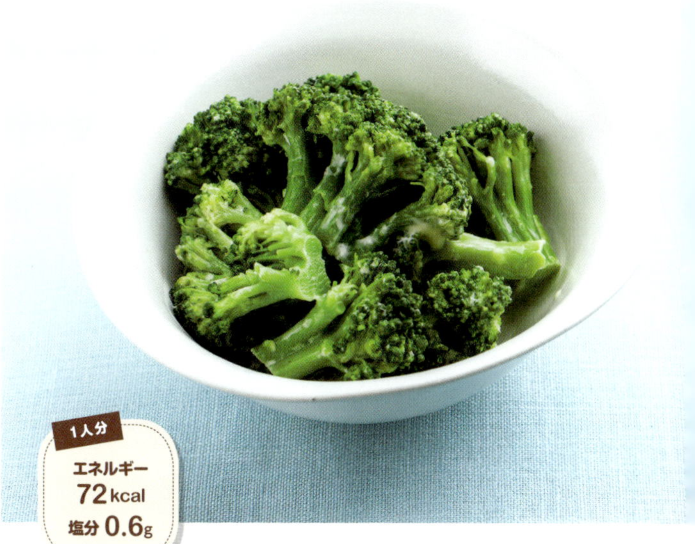

1人分
エネルギー 72kcal
塩分 0.6g

ブロッコリーの 香味いため

しっかりとにんにくの香りを引き出してから
ブロッコリーをいためましょう。

材料（1人分）

冷凍ブロッコリー……100g
にんにくのみじん切り……2g
オリーブ油……小さじ1強（5g）
ⓐ 顆粒コンソメ……小さじ⅓
ⓐ 塩……ミニスプーン⅓強（0.5g）
ⓐ こしょう……少量

作り方

1 フライパンにオリーブ油とにんにくを入れ、香りが出たらブロッコリーを凍ったまま入れていためる。
2 ⓐで調味し、器に盛る。

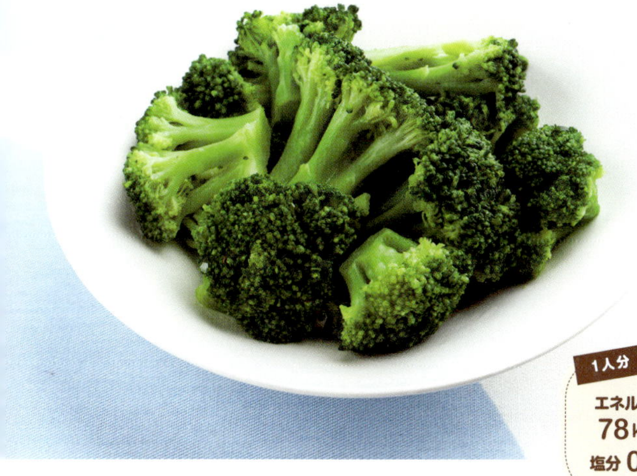

1人分
エネルギー 78kcal
塩分 0.9g

冷凍ほうれん草を使って…

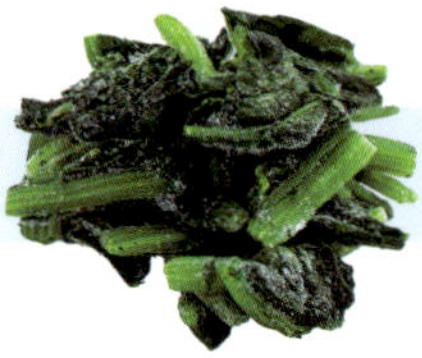

ほうれん草のマヨいため

ごはんにもパンにも合う副菜です。
マヨネーズは最後に加え、クリーミーさを残して。

材料（1人分）

冷凍ほうれん草……60g
ロースハム……15g
スイートコーン缶詰め……10g
油……小さじ1/4
┌マヨネーズ……小さじ2 1/2
└しょうゆ……小さじ1/3

作り方

1 ハムは1cm幅に切る。
2 フライパンに油を熱してハムをいため、ほうれん草を凍ったまま加えていためる。
3 マヨネーズ、しょうゆで調味し、コーンを加えて全体を混ぜ合わせる。

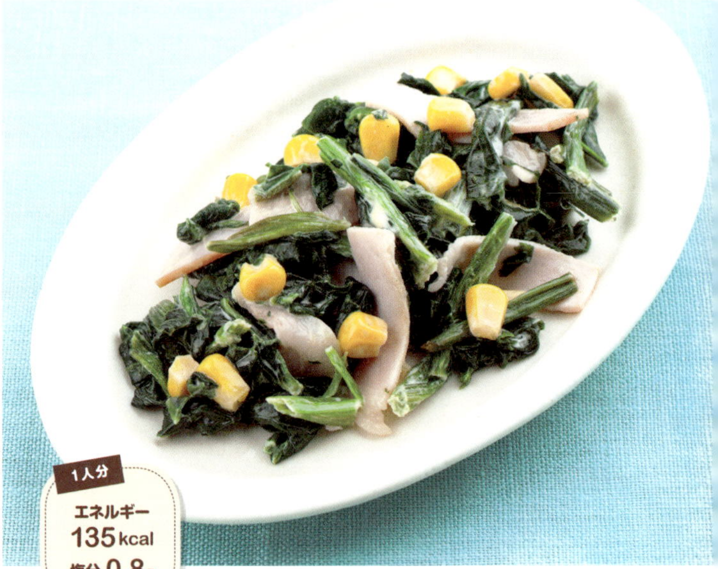

1人分
エネルギー 135kcal
塩分 0.8g

ほうれん草のツナフレークあえ

解凍して材料を混ぜ合わせるだけと手軽。
塩分がほどよく、ごはんのおかずになる味です。

材料（1人分）

冷凍ほうれん草……50g
┌ツナ油漬け缶詰め……20g
└しょうゆ……小さじ1/2
いり白ごま……ミニスプーン1強（0.5g）

作り方

1 ほうれん草は凍ったままゆでるか、電子レンジで解凍する。
2 ツナ缶は軽く油をきってしょうゆを混ぜ、ほうれん草をあえる。
3 器に盛り、ごまをふる。

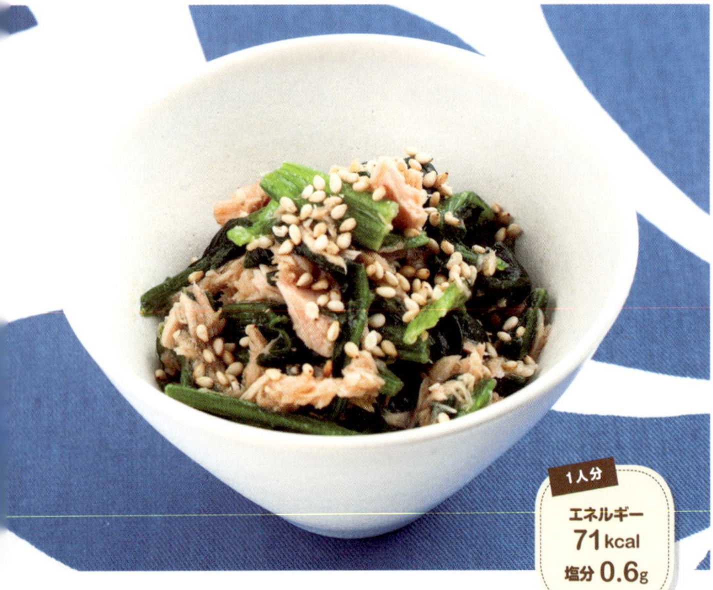

1人分
エネルギー 71kcal
塩分 0.6g

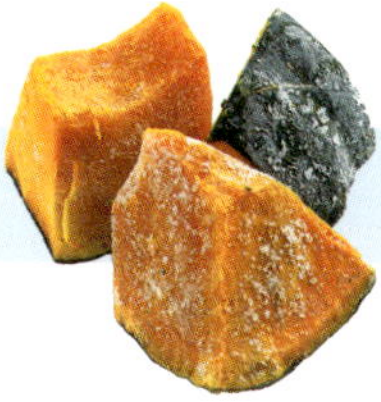

冷凍かぼちゃを使って…

かぼちゃの含め煮

解凍せず皮を下にして煮ると均一に火が通り、
ほくほくした煮物に仕上がります。

材料（1人分）

冷凍かぼちゃ……80g

ⓐ
- 水……1/4カップ
- 砂糖……小さじ2
- しょうゆ……小さじ1
- みりん……小さじ1/2

作り方

1 なべにⓐを入れて煮立てる。

2 凍ったままのかぼちゃの皮を下にしてなべに入れ、煮含める。

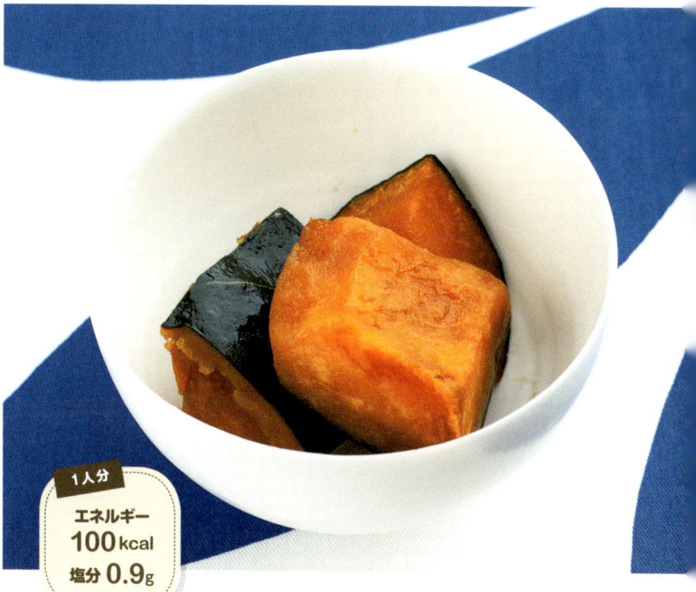

1人分
エネルギー 100kcal
塩分 0.9g

パンプキンサラダ

解凍が多少うまくいかなくても、
つぶしてあえるサラダなら問題なし！

材料（1人分）

冷凍かぼちゃ……60g
冷凍ブロッコリー……20g
玉ねぎ……10g

- マヨネーズ……小さじ2 1/2
- 塩……ミニスプーン1/4（0.3g）
- こしょう……少量

作り方

1 かぼちゃは電子レンジで解凍してつぶす。

2 玉ねぎは薄切りにし、冷凍ブロッコリーは解凍して水分を除く。

3 マヨネーズに塩、こしょうを加え、1と2をあえる。

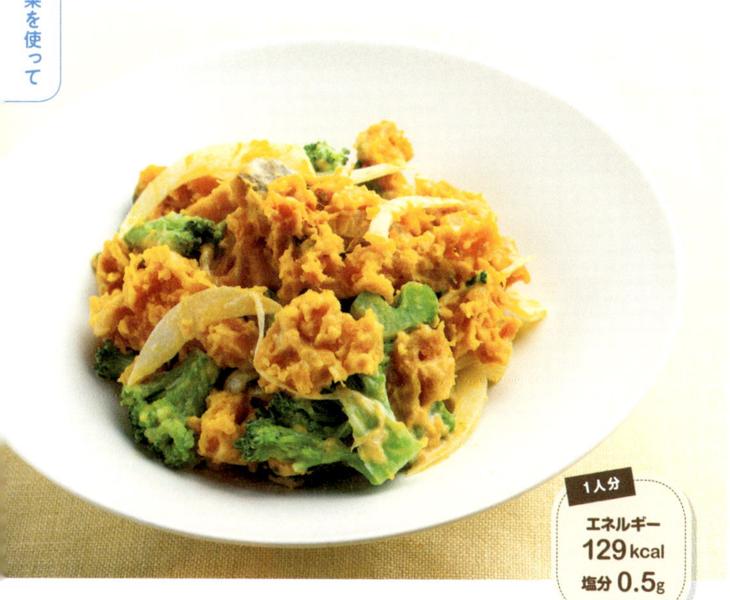

1人分
エネルギー 129kcal
塩分 0.5g

冷凍里芋を使って…

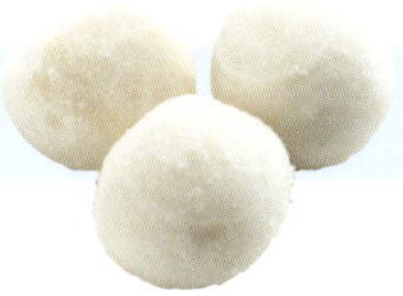

里芋のバターしょうゆ

最後に加えるバターの香りで、
定番の里芋の煮物が目新しい味わいに。

材料（1人分）

冷凍里芋……60g
ⓐ 水……¼カップ
ⓐ しょうゆ……小さじ½
ⓐ みりん……小さじ⅓
ⓐ 顆粒和風だし……ミニスプーン1弱（0.5g）
バター……小さじ1強（5g）

作り方

1 なべにⓐを入れて煮立て、凍ったままの里芋を入れて煮る。
2 煮汁がなくなったらバターを加え、全体にからめる。

1人分
エネルギー 88kcal
塩分 0.7g

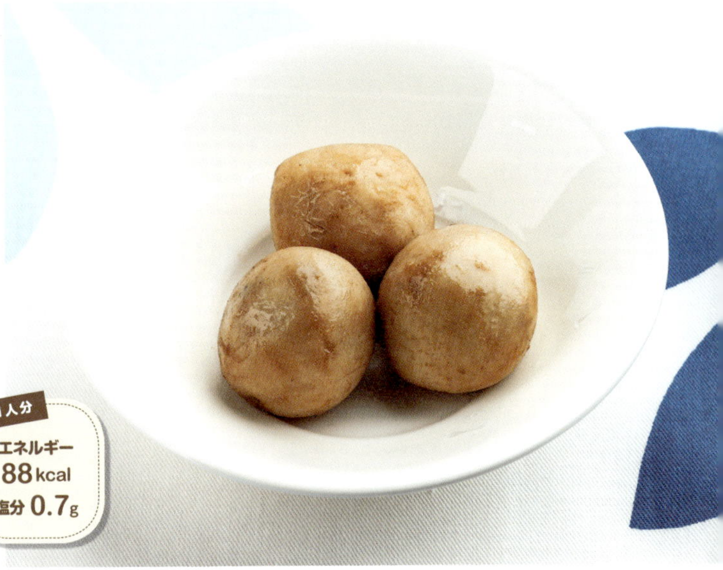

里芋の にんにく風味みそ田楽

にんにくの風味でアクセントをつけた
甘めの田楽みそが、里芋とよく合います。

材料（1人分）

冷凍里芋……80g
顆粒和風だし……小さじ⅓
水……½カップ
みそ……小さじ⅔
砂糖……小さじ1⅓
にんにくのすりおろし……ミニスプーン1弱（1g）
小ねぎの小口切り……1g

作り方

1 みそに砂糖とにんにくを加えて混ぜ合わせ、田楽みそを作る。
2 なべに顆粒だしと水を入れて煮立て、凍ったままの里芋を入れて煮る。
3 里芋を器に盛り、1をかけ、小ねぎを散らす。

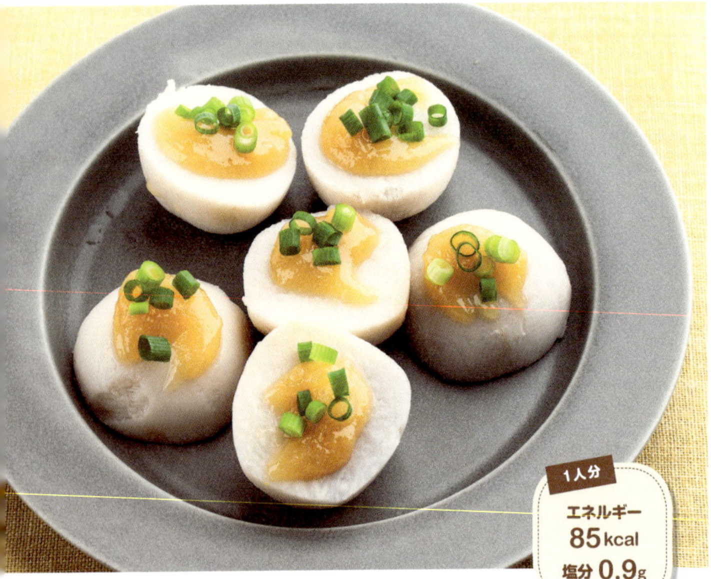

1人分
エネルギー 85kcal
塩分 0.9g

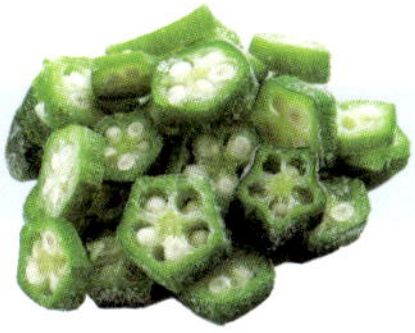

冷凍オクラを使って…

オクラのせ冷ややっこ

めんつゆであえた冷凍オクラが調味料がわり。
手軽に作れて食べごたえもある副菜です。

材料（1人分）

┌冷凍オクラ……………………………50g
│削りガツオ……………………………1g
└めんつゆ（3倍濃縮）………… 小さじ1強（8g）
絹ごし豆腐……………………………50g

作り方

1 オクラは解凍し、削りガツオを加えてめんつゆであえる。
2 豆腐に**1**をのせる。

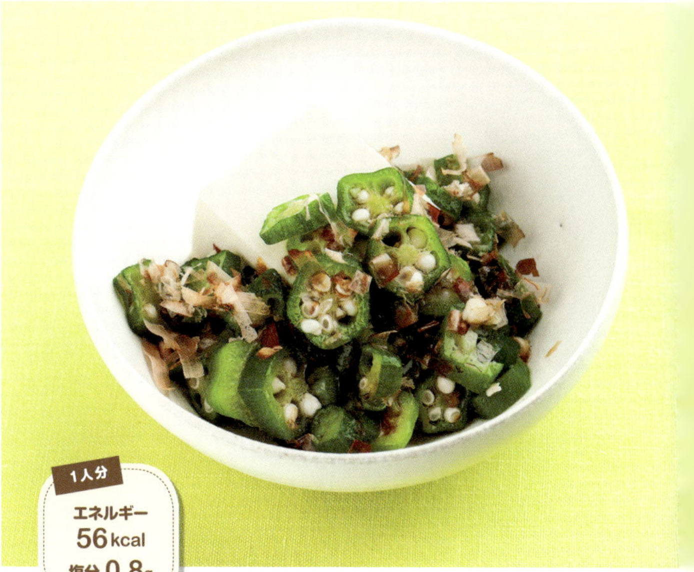

1人分
エネルギー
56kcal
塩分 0.8g

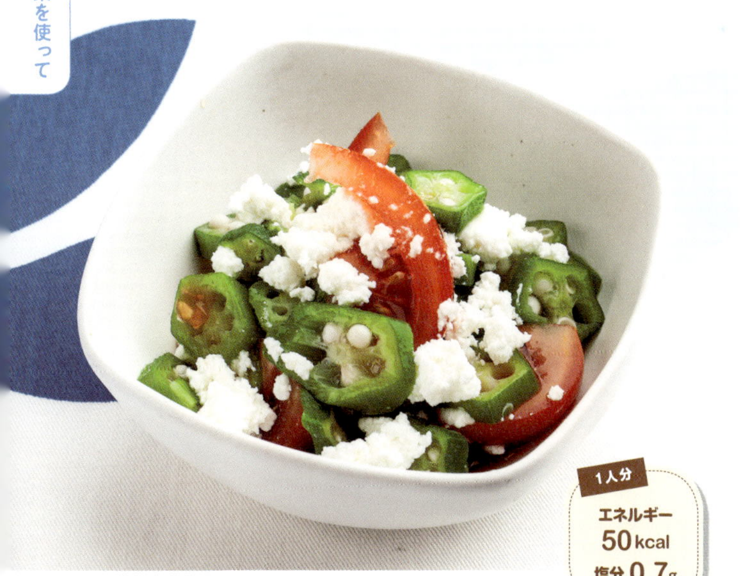

1人分
エネルギー
50kcal
塩分 0.7g

オクラとトマトの洋風お浸し

チーズのこくが加わって意外なおいしさ。
塩分の少ないカテージチーズを使います。

材料（1人分）

冷凍オクラ……………………………50g
トマト…………………………………30g
┌めんつゆ（ストレートタイプ）………小さじ2½
└にんにくのすりおろし……………少量
カテージチーズ………………………20g

作り方

1 トマトはくし形に切り、オクラは凍ったままゆでる。
2 めんつゆににんにくを加えて混ぜ、**1**を加えてあえる。カテージチーズを全体に混ぜる。

野菜・きのこの作りおき

冷蔵庫に作りおき副菜を用意しておけば、さっと1品プラスできます。
いろいろな料理にアレンジできるから、たくさん作っておいても食べあきません。

アレンジ！

いろいろきのこの煮物

1人分（100g）
エネルギー 27kcal
塩分 0.9g

**数種類のきのこを使っているので、うま味たっぷりでおいしい！
味つけはめんつゆだけでOKです。**

材料（作りやすい量）

えのきたけ……50g
しめじ……50g
エリンギ……50g
まいたけ……50g
めんつゆ（3倍濃縮）……大さじ1弱（20g）
水……1/5カップ

作り方

1 きのこは石づきを除いてほぐし、汚れを除く。食べやすい大きさに切る。
2 なべにきのこを入れ、水で割っためんつゆを加えて火にかける。
3 きのこに火が通り、汁けがほとんどなくなったら火を消す。

※密閉容器に入れて冷蔵庫で3～4日保存可能。

アレンジ！

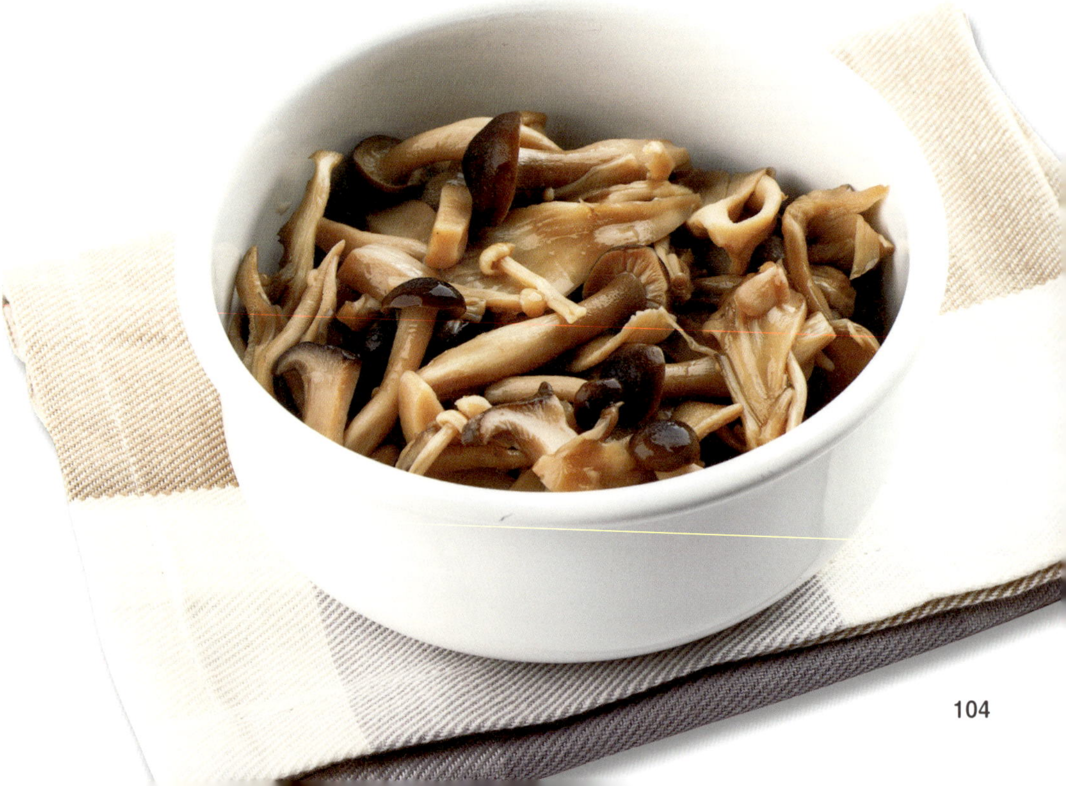

アレンジ！

タイの和風きのこ蒸し

**きのこの煮物をソース代わりにした魚の主菜。
レンジ蒸しで手軽に作れます。**

材料（1人分）

タイ（切り身）……100g
酒……小さじ1
塩……ミニスプーン¼（0.3g）
きのこの煮物……100g

作り方

1 耐熱皿にタイを並べて酒と塩をふり、きのこの煮物をのせる。
2 ラップをかけて電子レンジで3～4分加熱し、火を通す。

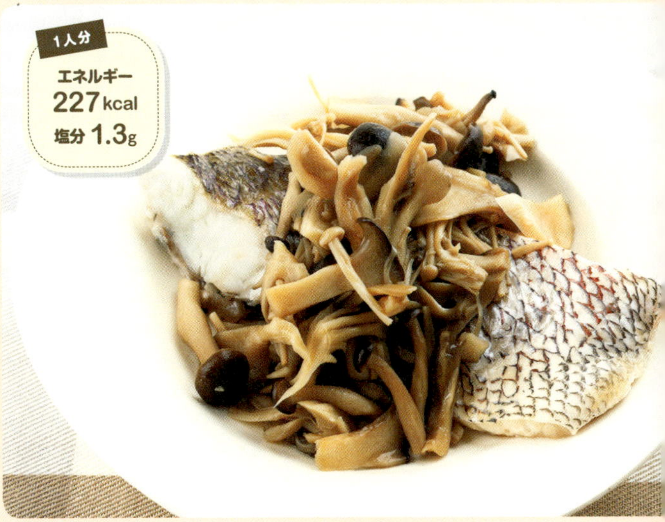
1人分
エネルギー
227kcal
塩分 1.3g

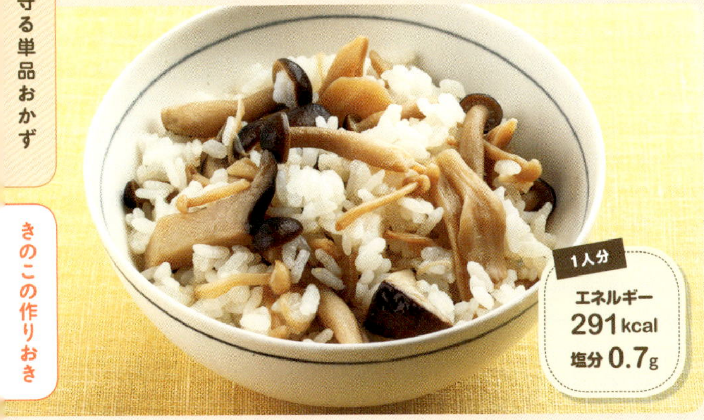
1人分
エネルギー
291kcal
塩分 0.7g

きのこの混ぜごはん

**小ねぎの小口切りやいり白ごまをふりかけ、
風味をプラスしてもよいでしょう。**

材料（1人分）

きのこの煮物……80g
ごはん……160g

作り方

炊きたてのごはんにきのこの煮物を加えて混ぜ合わせ、味がなじんだら器に盛る。

小松菜ときのこの煮浸し

**調味料をかける代わりにきのこの煮物とあえれば、
塩分控えめで食物繊維もたっぷり。**

材料（1人分）

きのこの煮物……50g
小松菜……40g

作り方

1 小松菜はゆでて冷水にとり、水けを軽くしぼって4～5cm長さに切る。
2 1ときのこの煮物をあえて冷蔵庫で冷やし、味がなじんだら器に盛る。

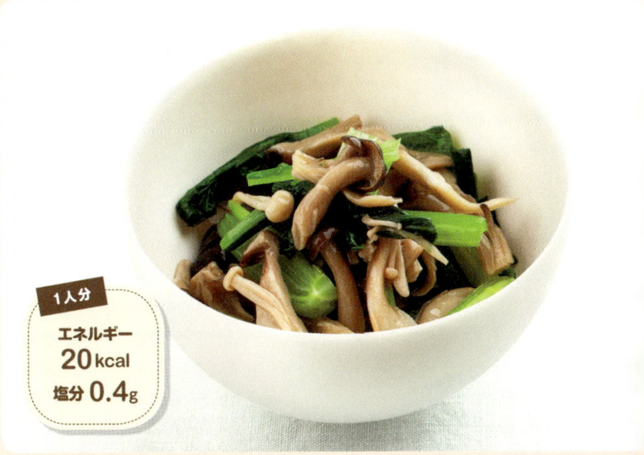
1人分
エネルギー
20kcal
塩分 0.4g

もやしナムル

1人分（100g）
エネルギー 66kcal
塩分 0.6g

アレンジ！

ゆでて味をつけておけば、アレンジ自在。
もやしが熱いうちに調味料とあえるのが、味をなじませるこつです。

材料（作りやすい量）

もやし……1袋（200g）

ⓐ
- ごま油……小さじ2½
- しょうゆ……小さじ1弱（5g）
- いり白ごま……小さじ½
- オイスターソース……ミニスプーン1弱（1g）
- にんにくのすりおろし……ミニスプーン1弱（1g）
- 塩……ミニスプーン¼（0.3g）

作り方

1 ⓐを混ぜ合わせる。
2 もやしはゆでて湯をしっかりと切り、キッチンペーパーなどで水けを除く。
3 もやしが熱いうちに1に入れてあえ、そのままさまして味をなじませる。

※密閉容器に入れて冷蔵庫で3～4日保存可能。

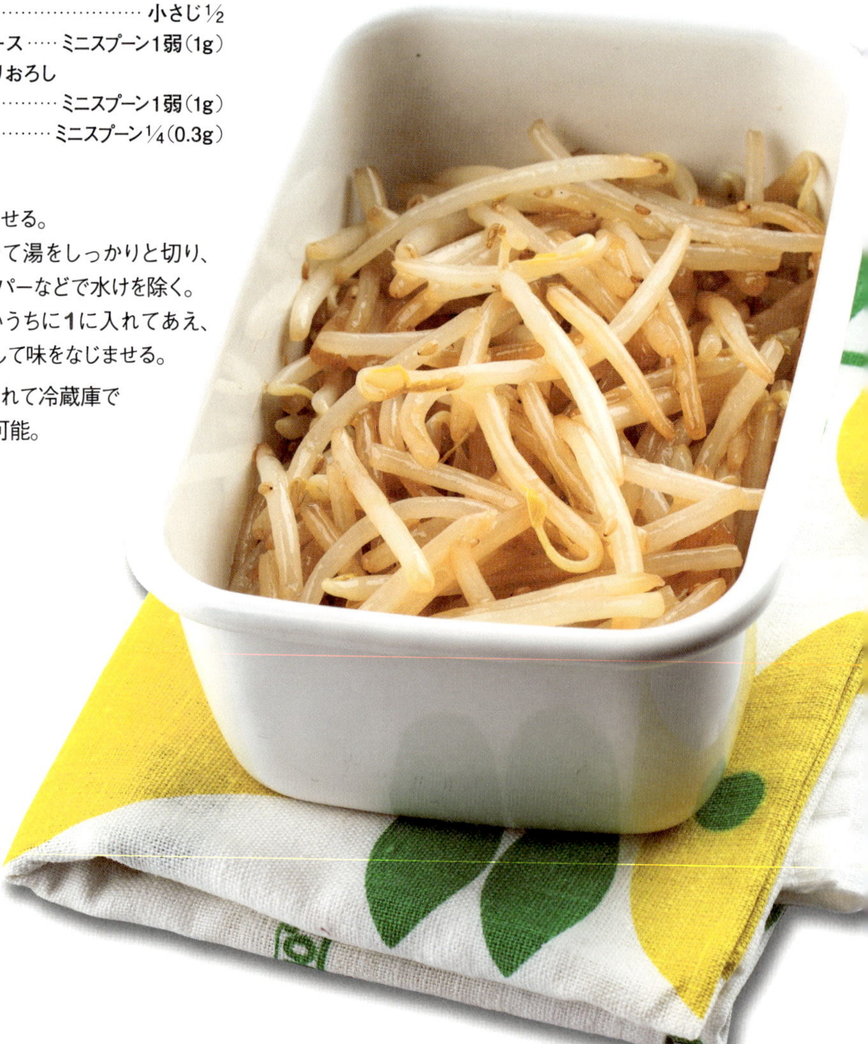

アレンジ！

もやしナムルと砂肝のねぎあえ

砂肝に少量のしょうゆをからめておくことで、全体の味がまとまります。

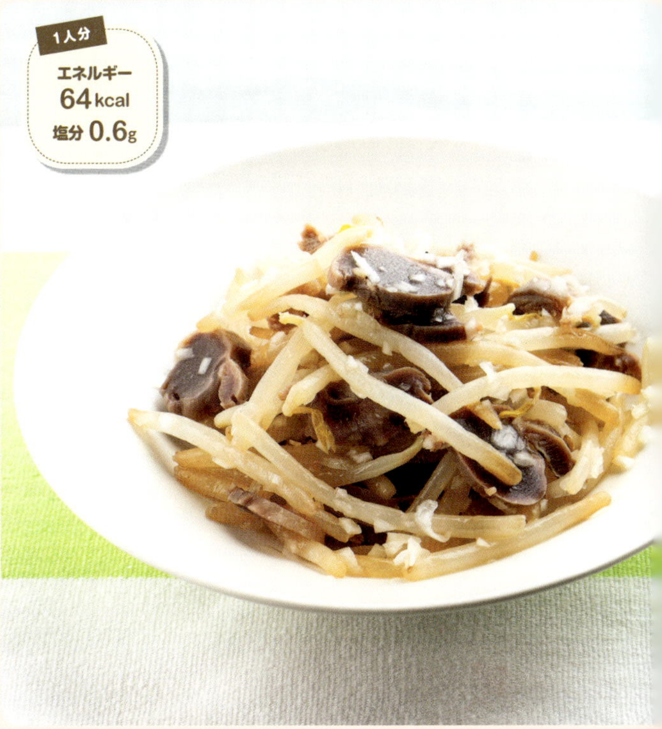

1人分
エネルギー 64kcal
塩分 0.6g

材料（1人分）

もやしのナムル……50g
┌砂肝……30g
└しょうゆ……小さじ1/3
ねぎ……5g

作り方

1 砂肝はゆでて、さめたら薄切りにしてしょうゆであえる。
2 ねぎはみじん切りにする。
3 1、2ともやしのナムルを混ぜ合わせる。

point!

砂肝の代わりに、鶏ささ身を使ってもおいしくできます。

もやしナムルのキムチあえ

しっかり濃い味の副菜です。キムチの量を減らして好みの味に調整しても。

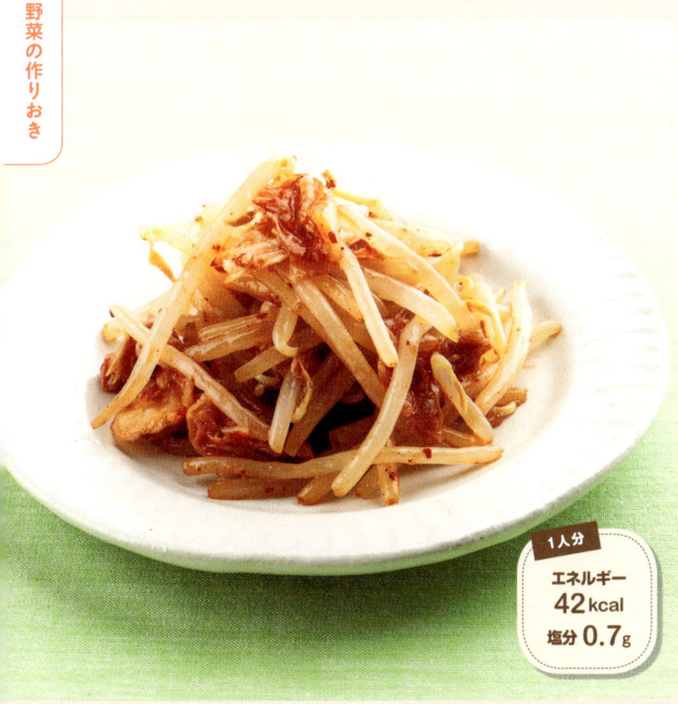

1人分
エネルギー 42kcal
塩分 0.7g

材料（1人分）

もやしのナムル……50g
白菜キムチ……20g

作り方

1 白菜キムチは大きければ細かく刻む。
2 1のキムチともやしのナムルをあえる。

point!

せん切りにしたきゅうりやセロリなどを加えれば、サラダ感覚で食べられるあえ物になります。

栄養成分値一覧

◆『日本食品標準成分表2015年版（七訂）』（文部科学省）に基づいて算出しています。同書に記載のない食品は、それに近い食品（代用品）の数値で算出しました。
◆1人分（1回分）あたりの成分値です。
◆総菜などの市販品は、人気の商品を計量し、栄養表示を参考に推測して栄養価を算出しています。
◆数値の合計の多少の相違は計算上の端数処理によるものです。

	料理名	掲載ページ	エネルギー (kcal)	たんぱく質 (g)	脂質 (g)	炭水化物 (g)	ナトリウム (mg)	カリウム (mg)	レチノール当量 (μg)	αトコフェロール当量 (mg)	ビタミンC (mg)	飽和脂肪酸 (g)	コレステロール (mg)	食物繊維総量 (g)	食塩相当量（塩分） (g)
朝食の献立（パンが主食）	きのことブロッコリーの卵いため	36	113	8.9	7.5	4.7	272	358	95	1.5	36	1.66	210	3.0	0.7
	じゃが芋とアスパラのホットサラダ	36	80	2.0	3.7	10.4	46	314	15	1.1	24	0.35	8	1.4	0.1
	ライ麦パン	36	249	6.7	5.9	42.2	377	153	40	0.3	0	3.13	11	4.5	1.0
	カフェオレ	36	106	5.2	5.7	8.3	62	297	57	0.2	2	3.50	18	0	0.2
	合　計		549	22.8	22.9	65.6	757	1122	207	3.0	61	8.63	247	8.9	2.0
主菜バリエ	チキンのりんごサラダ仕立て	37	152	13.9	7.7	6.3	268	202	63	1.2	9	1.05	47	0.8	0.7
朝食の献立（ごはんが主食）	シラス入りオムレツ	38	117	10.4	7.5	0.7	330	146	118	1.0	4	1.69	249	0.3	0.9
	青梗菜としめじのソテー	38	30	1.1	2.2	2.5	191	244	102	0.4	16	0.31	0	1.5	0.5
	ごはん	38	269	4.0	0.5	59.4	2	46	0	0	0	0.16	0	0.5	0
	フルーツ（りんご）	38	36	0.2	0.1	9.5	1	102	21	0.1	42	0.01	0	1.0	0
	合　計		452	15.8	10.3	72.1	523	538	241	1.5	62	2.18	249	3.2	1.4
主菜バリエ	アジと小松菜のしょうがじょうゆかけ	39	88	13.7	2.2	2.3	422	509	136	0.7	20	0.53	46	1.1	1.1
らくらく朝ごはん	グラタン風トースト	40	272	10.3	10.9	32.5	469	175	95	0.7	2	5.08	121	1.6	1.2
	和風オートミールがゆ	41	78	3.0	1.1	14.1	161	54	0	0.1	0	0	0	1.9	0.4
	野菜ジュースリゾット	42	321	10.4	8.9	48.5	429	528	341	2.2	11	2.03	210	3.2	1.1
手作りドリンク	ほうじ茶ラテ	44	67	3.3	3.8	4.9	42	162	38	0.1	1	2.33	12	0	0.1
	ヨーグルトドリンク	44	69	2.3	1.6	12.4	25	195	68	0.3	31	0.93	6	0	0.1
	ハニービネガードリンク	45	67	0.1	0	17.2	5	15	0	0	1	0	0	0	0
	ココアフロート	45	179	6.6	10.6	15.6	80	382	60	0.3	2	6.72	24	1.0	0.2
昼食の献立	牛丼	46	518	17.3	16.3	70.9	499	417	13	0.8	9	5.41	46	1.9	1.2
	サバ缶入り和風サラダ	46	54	5.1	2.2	3.7	357	228	30	1.1	9	0.49	17	0.9	0.9
	フルーツヨーグルト	46	79	3.1	2.5	11.8	39	201	27	0.1	2	1.47	10	0.3	0.1
	合　計		651	25.5	21.0	86.4	895	846	71	2.0	20	7.37	72	3.1	2.3

	料理名	掲載ページ	エネルギー (kcal)	たんぱく質 (g)	脂質 (g)	炭水化物 (g)	ナトリウム (mg)	カリウム (mg)	レチノール当量 (µg)	αトコフェロール当量 (mg)	ビタミンC (mg)	飽和脂肪酸 (g)	コレステロール (mg)	食物繊維総量 (g)	食塩相当量（塩分） (g)
お昼のめん・どんぶり	ツナとトマトソースのパスタ	48	431	15.0	11.3	63.7	470	465	66	2.5	11	1.78	6	3.6	1.2
	カレーチャーハン	49	403	12.8	8.9	65.3	620	472	190	1.1	9	2.70	31	3.2	1.5
	あんかけ焼きそば	50	468	24.2	9.9	67.1	534	685	219	2.4	39	1.68	72	5.5	2.0
	釜めし風ごはん	51	414	16.0	9.9	62.1	532	386	200	0.8	6	3.61	56	1.9	1.3
中食にちょい足し	だし巻き卵 おろし大根添え	53	84	6.9	5.4	1.9	284	170	72	0.5	5	1.41	222	0.6	0.7
	納豆とろろ	53	73	4.8	2.2	9.3	3	316	7	0.2	3	0.30	0	1.9	0
	ほうれん草とささ身のからしあえ	54	35	6.0	0.5	2.2	88	503	211	1.3	21	0.06	13	1.7	0.2
	温泉卵	54	78	6.3	5.2	0.8	187	72	75	0.5	0	1.42	210	0	0.5
	ポテトサラダ	55	98	2.0	5.3	11.5	162	101	21	0.6	27	0	0	2.2	0.4
	野菜ジュース＆カクテルフルーツ	55	66	1.6	0.1	16.7	16	467	51	1.7	43	0	0	2.4	0
塩分控えめの献立	エビカツ	56	218	18.4	9.1	14.5	244	361	64	2.9	25	1.28	178	1.5	0.6
	蒸しなすの冷菜	56	22	1.0	0.1	4.8	228	161	5	0.2	3	0.02	1	1.4	0.6
	さつま芋と大豆の甘酢おろしあえ	56	62	2.1	1.0	11.4	11	266	0	0.4	12	0.13	0	1.9	0
	胚芽米ごはん	56	267	4.3	1.0	58.2	2	82	0	0.6	0	0.26	0	1.3	0
	合 計		570	25.8	11.1	89.0	485	870	70	4.1	39	1.68	179	6.1	1.2
塩分控えめの主菜	カニ玉	58	172	11.2	12.3	3.3	280	173	105	1.6	2	2.58	301	1.3	0.7
	牛肉の黒こしょういため	59	177	13.4	9.1	9.9	305	394	25	1.4	55	2.67	41	1.9	0.8
野菜たっぷりの献立①	カツオの竜田揚げ	60	201	18.6	10.4	6.2	373	451	31	1.0	9	1.71	41	0.8	0.9
	かぶのそぼろあん	60	47	3.7	1.0	6.1	220	342	96	1.3	45	0.24	8	2.1	0.6
	温やっこ	60	31	2.7	1.5	1.4	180	88	0	0.1	1	0.27	0	0.2	0.5
	胚芽米ごはん	60	267	4.3	1.0	58.2	2	82	0	0.6	0	0.26	0	1.3	0
	フルーツ（かき）	60	42	0.3	0.1	11.1	1	119	25	0.1	49	0.01	0	1.1	0
	合 計		588	29.5	14.0	83.0	776	1082	152	3.0	104	2.48	48	5.5	2.0
野菜たっぷりの献立②	白菜と豚薄切り肉の重ね蒸し	62	183	18.7	8.4	7.6	404	703	15	0.5	30	2.89	54	2.7	1.0
	焼きなす	62	13	0.9	0.1	2.8	115	120	4	0.2	2	0.02	1	1.1	0.3
	にんじんごはん	62	284	4.5	0.5	62.0	249	133	228	0.2	1	0.16	0	1.3	0.6
	フルーツ（オレンジ）	62	20	0.5	0.1	4.9	1	70	5	0.2	20	0	0	0.4	0
	合 計		500	24.6	9.0	77.3	769	1026	252	1.0	53	3.07	55	5.5	1.9
野菜たっぷりの主菜	サケのちゃんちゃん焼き	64	229	18.9	7.6	21.9	555	727	78	1.2	71	3.07	52	3.2	1.4
	筑前煮	65	175	12.0	4.2	22.8	408	761	239	1.1	19	0.77	46	5.5	1.0

区分	料理名	掲載ページ	エネルギー (kcal)	たんぱく質 (g)	脂質 (g)	炭水化物 (g)	ナトリウム (mg)	カリウム (mg)	レチノール当量 (μg)	αトコフェロール当量 (mg)	ビタミンC (mg)	飽和脂肪酸 (g)	コレステロール (mg)	食物繊維総量 (g)	食塩相当量(塩分) (g)
市販品を利用した献立①	揚げ出し豆腐のみぞれ煮	66	128	5.8	4.0	17.5	660	222	10	0.1	11	0.01	0	1.4	1.7
	ツナポテト	66	110	3.0	5.4	12.4	38	311	4	1.1	25	0.89	4	0.9	0.1
	刻みオクラのお浸し	66	13	1.2	0.1	2.3	175	94	17	0.4	3	0	1	1.5	0.4
	胚芽米ごはん	66	267	4.3	1.0	58.2	2	82	0	0.6	0	0.26	0	1.3	0
	フルーツ(キウイフルーツ)	66	21	0.4	0	5.4	1	116	2	0.5	28	0	0	1.0	0
	合　計		540	14.8	10.5	95.8	874	825	32	2.7	67	1.16	5	6.2	2.2
市販品を利用した献立②	から揚げと野菜の甘酢いため	68	229	10.6	14.2	13.5	442	137	27	1.8	67	0.11	0	0.9	1.1
	みそ田楽	68	70	1.9	0.4	15.1	250	418	0	0.3	8	0.06	0	3.1	0.6
	冷やしトマト	68	15	0.6	0.1	3.8	2	168	36	0.7	12	0.02	0	0.8	0
	大豆入り胚芽米ごはん	68	278	6.5	2.3	56.1	2	162	0	0.7	0	0.42	0	2.3	0
	合　計		592	19.5	17.0	88.4	696	885	63	3.5	87	0.61	0	7.1	1.7
肉の主菜	ポークソテー アップルソース	73	304	18.1	15.3	22.8	483	580	38	1.2	33	5.25	53	2.1	1.2
	手羽先のから揚げ ねぎソース	74	236	12.6	15.9	9.1	528	255	81	1.0	9	3.40	73	1.8	1.3
	温サラダ風しゃぶしゃぶ	75	317	23.7	19.8	10.7	435	827	110	1.2	27	7.93	69	3.7	1.0
肉の主菜 作りおきで手軽に!	しっとり塩ゆでチキン	76	57	11.3	0.8	0.7	206	192	4	0	2	0.20	35	0.2	0.5
	チキンのごまだれ	77	145	14.0	3.2	14.8	533	431	88	0.6	8	0.53	35	4.2	1.3
	親子オムレツ	77	185	18.5	9.0	6.5	523	352	95	1.1	16	2.02	245	1.1	1.3
	玉ねぎたっぷり豚そぼろ	78	69	4.9	4.3	2.2	44	115	3	0.2	3	1.48	19	0.4	0.1
	豚そぼろとにらのチヂミ	79	254	8.8	12.3	25.7	291	279	80	0.9	6	2.85	72	1.6	0.7
	豚そぼろポテトチーズ焼き	79	183	8.6	9.0	16.4	228	463	46	0.5	29	4.36	32	1.5	0.6
魚の主菜	ブリ大根	80	275	16.5	13.5	16.2	522	644	35	1.5	19	3.22	50	2.1	1.3
	サバのから揚げ レモンバター風味	81	348	21.1	25.3	6.8	411	407	99	2.0	10	8.89	85	0.4	1.1
	カジキのムニエル たっぷりきのこソース	82	300	16.9	18.2	18.5	556	689	155	3.2	9	6.66	72	4.3	1.4
	ブリとトマトのチリいため	83	318	17.5	15.7	25.4	503	648	96	3.1	22	3.50	51	2.6	1.3
魚の主菜 缶詰めで手軽に!	サバ缶とズッキーニのさっぱりいため	85	261	22.0	15.8	5.6	532	437	18	4.1	26	3.09	84	1.3	1.4
	サケ缶と白菜のあっさり煮	86	199	22.6	8.6	6.5	630	592	8	0.8	21	1.80	66	1.7	1.6
	ツナ缶のトマト煮	87	325	21.0	24.4	5.5	670	416	34	9.4	1	5.23	40	1.1	1.7
卵の主菜	スパニッシュオムレツ	88	283	12.4	15.4	22.6	379	591	135	1.7	42	3.27	351	2.3	1.0
	ツナ缶の和風卵とじ	89	171	12.4	11.7	3.5	429	348	156	1.6	11	2.44	220	1.2	1.1

	料理名	掲載ページ	エネルギー (kcal)	たんぱく質 (g)	脂質 (g)	炭水化物 (g)	ナトリウム (mg)	カリウム (mg)	レチノール当量 (µg)	αトコフェロール当量 (mg)	ビタミンC (mg)	飽和脂肪酸 (g)	コレステロール (mg)	食物繊維総量 (g)	食塩相当量（塩分） (g)
豆・豆製品の主菜	3種豆のチリビーンズ	90	255	16.3	8.6	28.2	642	742	37	1.3	15	2.60	30	8.2	1.6
	厚揚げの肉巻き	91	413	21.2	29.7	10.8	365	302	22	1.4	1	8.11	28	1.1	0.9
シンプル副菜	アスパラのきんぴら	93	50	1.7	3.4	3.9	275	166	50	1.2	8	0.37	0	1.1	0.7
	アスパラのチーズ焼き	93	137	7.2	10.4	4.3	222	282	84	2.1	15	3.86	16	1.8	0.6
	スナップえんどうと油揚げのさっと煮	94	117	6.3	6.7	9.6	237	152	27	0.6	34	1.22	0	2.2	0.6
	スナップえんどうのバターめんつゆいため	94	75	2.5	4.1	8.7	272	136	53	0.4	34	2.52	11	2.0	0.7
	ピーマンのおかかいため	95	60	1.4	3.4	5.8	286	140	20	0.9	46	0.38	1	1.4	0.7
	パプリカの即席ピクルス	95	66	0.6	5.1	4.4	118	124	32	2.4	96	0.66	0	0.9	0.3
	にんじんしりしり	96	98	5.2	5.1	7.2	261	203	360	0.9	2	0.94	58	1.3	0.7
	小松菜とにんじんのオイスターソースいため	96	43	1.5	2.2	4.9	335	402	360	0.7	25	0.31	0	1.9	0.8
	にらのユッケ風	97	65	2.6	5.0	2.4	70	269	193	1.6	10	1.15	140	1.4	0.2
	にら巻き棒ギョーザ	97	150	4.1	5.6	19.9	344	298	145	1.3	10	0.85	0	2.0	0.9
冷凍野菜で簡単副菜	ブロッコリーのわさびマヨネーズ	99	72	3.8	4.5	5.9	235	197	65	2.4	54	0.33	3	3.7	0.6
	ブロッコリーの香味いため	99	78	3.7	5.5	5.3	379	193	65	2.1	54	0.69	0	3.8	0.9
	ほうれん草のマヨいため	100	135	4.7	11.1	5.1	339	372	272	3.2	20	1.58	12	2.5	0.8
	ほうれん草のツナフレークあえ	100	71	5.2	4.9	2.4	244	305	227	1.9	10	0.74	6	1.9	0.6
	かぼちゃの含め煮	101	100	2.2	0.2	23.0	347	368	248	3.4	27	0	0	3.4	0.9
	パンプキンサラダ	101	129	2.3	7.8	13.3	191	311	201	4.3	32	0.67	6	3.4	0.5
	里芋のバターしょうゆ	102	88	1.7	4.1	11.2	292	218	26	0.5	3	2.52	11	1.2	0.7
	里芋のにんにく風味みそ田楽	102	85	2.6	0.3	18.5	376	297	2	0.6	4	0.04	0	1.8	0.9
	オクラのせ冷ややっこ	103	56	4.6	1.6	6.4	319	242	30	0.7	4	0.27	2	2.8	0.8
	オクラとトマトの洋風お浸し	103	50	4.3	1.0	6.9	278	229	51	0.9	8	0.55	4	2.9	0.7
野菜・きのこの作りおき	いろいろきのこの煮物	104	27	3.3	0.5	7.0	356	363	0	0	2	0.04	0	3.3	0.9
	タイの和風きのこ蒸し	105	227	25.0	11.3	7.3	529	834	11	2.4	4	2.59	72	3.3	1.3
	きのこの混ぜごはん	105	291	6.6	0.9	65.0	287	337	0	0	2	0.16	0	3.2	0.7
	小松菜ときのこの煮浸し	105	20	2.3	0.3	4.7	184	238	104	0.6	9	0.03	0	2.6	0.4
	もやしナムル	106	66	2.1	5.4	3.2	235	84	0	0.1	8	0.79	0	1.4	0.6
	もやしナムルと砂肝のねぎあえ	107	64	6.7	3.2	2.2	248	128	1	0.2	6	0.52	60	0.8	0.6
	もやしナムルのキムチあえ	107	42	1.6	2.8	3.2	292	110	4	0.1	9	0.40	0	1.2	0.7

STAFF

料理作成■検見﨑聡美
カバー・表紙・大扉デザイン■鈴木住枝（Concent,Inc.）
本文デザイン■滝田梓（will）
DTP■滝田梓（will）、鶴田利香子
撮影■向村春樹（will）
スタイリング■ダンノマリコ
撮影協力■UTUWA（tel.03-6447-0070）
イラスト■朝倉千夏、やまおかゆか
編集■清水理絵（will）
校正■村井みちよ
調理アシスタント■大木詩子

食事療法はじめの一歩シリーズ

狭心症、心筋梗塞から心不全まで

弱った心臓を守る安心ごはん

2019年 2 月15日　初版第 1 刷発行
2024年12月 5 日　初版第 4 刷発行

著者■佐藤直樹、森本千秋、輿水 学
発行者■香川明夫
発行所■女子栄養大学出版部

〒170-8481　東京都豊島区駒込3-24-3
電話■03-3918-5411（営業）
　　　03-3918-5301（編集）
ホームページ■https://eiyo21.com/
印刷所■TOPPANクロレ株式会社

ISBN978-4-7895-1885-7

著者プロフィール

■ **病態監修**

佐藤直樹（さとう・なおき）

医学博士。日本医科大学医学部卒業。かわぐち心臓呼吸器病院内科統括部長・循環器内科部長・副院長。日本医科大学循環器内科教授を経て2019年より現職。心疾患を専門とし、心不全予防の啓発にも尽力。心臓のみならず全身との連関に目を配り、最適な治療を提供することを心がけている。日本内科学会総合内科専門医・指導医、日本循環器学会循環器専門医、日本集中治療学会集中治療専門医、ベストドクターズインジャパン2014-2019。共著に『高血圧の毎日ごはん』（女子栄養大学出版部）。

■ **栄養指導・献立**

森本千秋（もりもと・ちあき）

管理栄養士。元・日本医科大学武蔵小杉病院栄養科科長。1978年香川栄養専門学校専門課程栄養士科卒業。日本医科大学多摩永山病院を経て、同武蔵小杉病院栄養科科長。2021年より2023年まで嘱託として勤務。病態栄養専門管理栄養士。健康運動指導士。共著に『高血圧の人の食事』『高血圧の毎日ごはん』（ともに女子栄養大学出版部）。

輿水 学（こしみず・まなぶ）

管理栄養士。日本医科大学多摩永山病院栄養科係長。1994年東京栄養食糧専門学校卒業。日本医科大学第一病院、同武蔵小杉病院を経て2024年より現職。生活習慣病など、種々の疾患の栄養相談、栄養管理に従事。日本糖尿病療養指導士。共著に『高血圧の毎日ごはん』（女子栄養大学出版部）。